Wasserstoffperoxid: Heilmittel und universelle Wunderwaffe

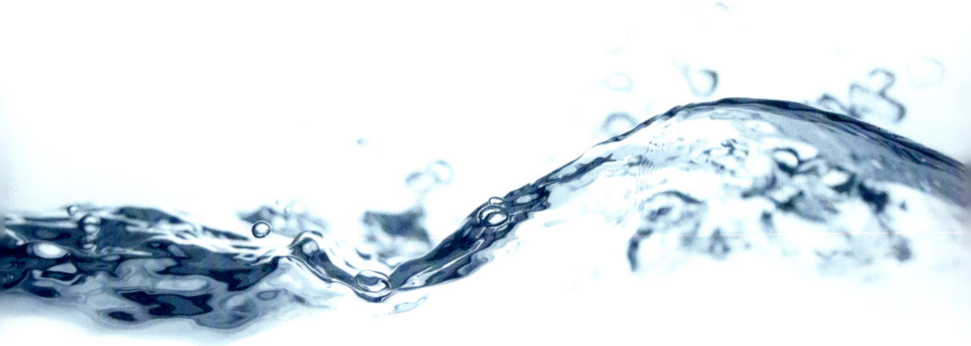

Dr. Natalie Lauer

Wasserstoff peroxid

Heilmittel und universelle Wunderwaffe

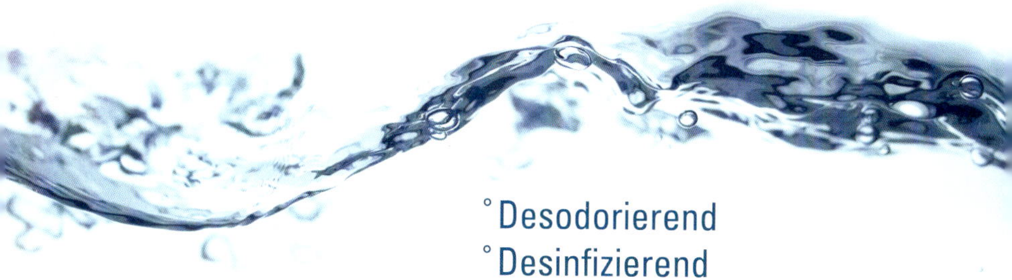

- Desodorierend
- Desinfizierend
- Wundheilend ohne Nebenwirkungen

KOPP VERLAG

1. Auflage Oktober 2018
2. Auflage März 2019
3. Auflage Februar 2020
4. Auflage November 2020
5. Auflage September 2021
6. Auflage April 2022
7. Auflage September 2023
8. Auflage Mai 2026

Die in diesem Buch bereitgestellten Informationen, Angaben, Anregungen und Ratschläge wurden vom Verfasser, Verlag und der Redaktion nach bestem Wissen erstellt und mit größtmöglicher Sorgfalt geprüft. Sie bieten jedoch keinen Ersatz für kompetente und sachkundige gesundheitsbezogene oder medizinische Beratung. Jede Leserin und jeder Leser sollte für eigene Entscheidungen in Bezug auf Anregungen dieses Buches zu jeder Zeit selbst verantwortlich sein. Daher erfolgen Angaben in diesem Buch ohne jegliche Gewährleistung seitens Verfasser, Redaktion, Verlag und Handel, die in keinem Fall für mögliche Nachteile oder Schäden bezüglich gegebener Hinweise, Informationen oder Ratschläge haften.

Umschlaggestaltung: Christine Ibele
Satz und Layout: opus verum, München

Printed in Germany

ISBN: 978-3-86445-611-4

Gerne senden wir Ihnen unser Verlagsverzeichnis
Kopp Verlag
Bertha-Benz-Str. 10
D-72108 Rottenburg a. N.
E-Mail: info@kopp-verlag.de
Tel.: +49 7472 98 06-10
Fax: +49 7472 98 06-11

Unser Buchprogramm finden Sie auch im Internet unter:
www.kopp-verlag.de

Bildnachweis

Shutterstock.com: Vitaly Korovin (2–3), DR-images, LedyX, watchara (10), LedyX, Vector pro (30), Vitaly Korovin, HNK (44), Yuri Samsonov, easyshutter (56);
adobe.stock.com: alenaohneva (9), Seksan (15), v.poth (17), jantima (24), Sandra Thiele (27), Pablo Ramon (62), Daisy Daisy (85), Ivan Kruk (87), Andrey Popov (114), evso (118), waldemarus (121), by-studio (125), wikimedia: 18, 32

Inhalt

Vorwort

Sauerstoff ist der Spender des Lebens und somit Voraussetzung für die Bildung von chemischer Energie in der lebenden Zelle. Somit erweist sich der Sauerstoff aber auch als Vorbedingung für die Erhaltung des Lebens und sein Mangel führt zu Beschwerden, Krankheit oder Tod.

Otto Heinrich Warburg (1883–1970)

Ohne Sauerstoff ist der Mensch nicht lebensfähig. Er wird für alle Stoffwechselvorgänge im Organismus benötigt und die Zellen erhalten durch ihn Energie. Im Körper werden mehr als 90 Prozent der Energie durch Oxidation oder Sauerstoffproduktion generiert. Darüber hinaus ist Sauerstoff für die Regulierung des Blutdrucks von Bedeutung.

Herrscht Sauerstoffdefizit im Körper vor, werden das Immunsystem und die Durchblutung der Organe negativ beeinträchtigt. Die Entstehung von degenerativen Erkrankungen wird mit Sauerstoffmangel assoziiert.

Sauerstoff gelangt größtenteils über die Atmung in den Körper. Um die Gesundheit günstig zu beeinflussen und den O_2-Stoffwechsel in Schwung zu bringen, lässt sich die Sauerstoffsättigung im Organismus durch die Zuführung von Sauerstoff mittels bio-oxidativer Therapien optimieren. Neben der Sauerstoffdruck- und Ozontherapie zählt auch Wasserstoffperoxid zur bio-oxidativen Therapieform.

Wasserstoffperoxid wurde vor etwa 100 Jahren entdeckt und nur kurze Zeit später in die Medizin eingeführt. Es punktet unter anderem durch seine antiviralen, antibakteriellen, pilzhemmenden, immunfördernden und desodorierenden Wirkeigenschaften. Im Gegensatz zu Antibiotika entwickeln Keime keine Resistenzen gegenüber Wasserstoffperoxid. Darüber hinaus fördert die Substanz die Wundheilung und wirkt Toxinen entgegen. Nebenwirkungen sind nicht bekannt. Das therapeutische Anwendungsgebiet ist außerordentlich breit.

In Fachkreisen teilen sich die Meinungen über den Einsatz von Wasserstoffperoxid zu Heilzwecken. Das bei Medizinern in Vergessenheit geratene Heilmittel ist umstritten, obwohl es handfeste Beweise für die breite Wirksamkeit der Substanz gibt – seien es Studienergebnisse oder Erfahrungsberichte.

Ob und wann Wasserstoffperoxid jenseits seiner Verwendung als Desinfektionsmittel für Wunden wieder Einzug in die Schulmedizin erhält, lässt sich momentan nicht sagen. Fest steht, dass viele Patienten davon profitieren würden.

Dr. Natalie Lauer

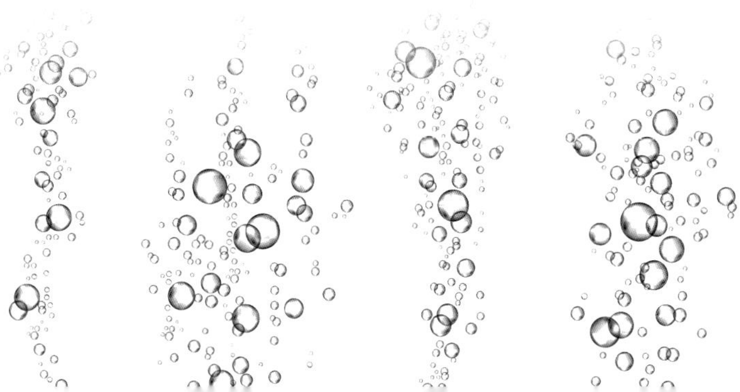

Was ist Wasserstoffperoxid?

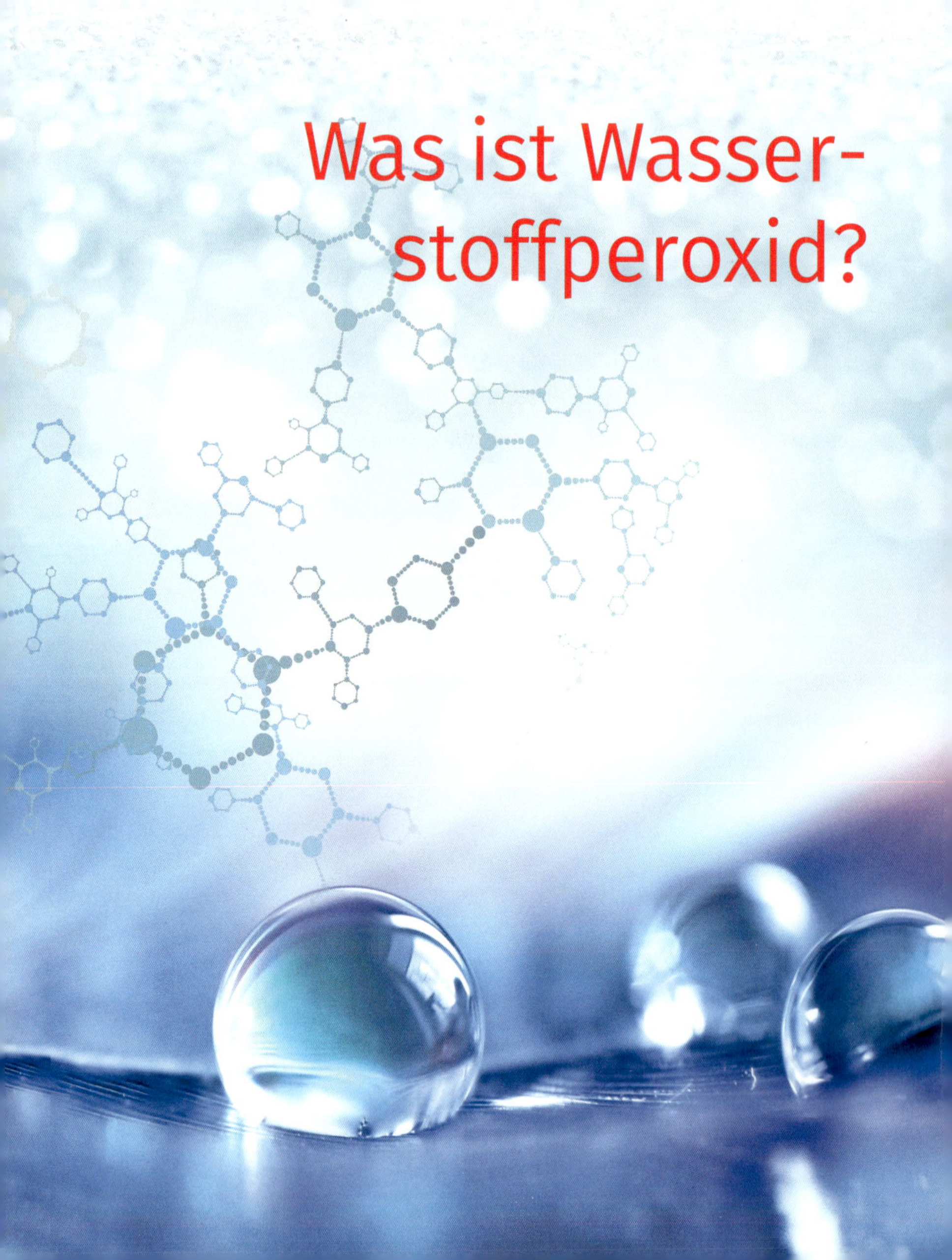

Die Substanz trägt viele Namen: Zunächst als *Sauerstoffwasser* (Thénard 1818) bezeichnet, kannte man sie im deutschsprachigen Raum später unter den Bezeichnungen *überoxidiertes Wasser, Wasserstoffsuperoxyd, Wasserstoffhyperoxyd, Wasserstoffholoxyd* (Traube 1899), *Hydroperoxyd* (Baeyer 1900) und *Wasserstoffperoxyd* (Birckenbach 1909). Inzwischen spricht man von ihr in der Regel als *Wasserstoffperoxid, Hydrogenium peroxidatum, Hydrogenii peroxidum, Solutio Hydrogenii peroxydati concentrata, Liquor Hydrogenii dioxidi* – oder nennt sie schlicht bei ihrer chemischen Formel H_20_2.

Wasserstoffperoxid ist eine geruchlose, klare, leicht bewegliche, brandfördernde und schwache Säure. In niedriger Konzentration ist es farblos. Die Substanz wird durch die Einwirkung von atomarem Sauerstoff auf Wasser gebildet. Sie ist ein starkes Oxidationsmittel, das bei Kontakt mit Substanzen wie Messing, Kaliumiodid oder Kupfer heftig reagiert.

Aufgrund der Leichtigkeit, mit der Wasserstoffperoxid in Wasser und Sauerstoff zerfällt, ergibt sich eine breitgefächerte Verwendbarkeit der Chemikalie. Es stellt eine besonders preisgünstige Quelle für aktiven Sauerstoff dar und dient als Heilmittel, Kosmetikum sowie Haushaltsmittel, ist ein Mittel zum Umweltschutz und wird vielseitig in der Industrie und Chemie angewendet.

Je nach Verwendungszweck unterscheiden sich die Konzentrationen der Substanz. Je höher die Konzentration ist, desto gefährlicher ist das Arbeiten mit Wasserstoffperoxid-Lösungen. Grund hierfür ist, dass das flüchtigere Wasser bei Erwärmung zuerst destilliert und so die Konzentration der Lösung steigt, bis sie schließlich explodiert. Deshalb wird Wasserstoffperoxid auch als Einzel- sowie als Komponententreibstoff für Raketen gebraucht. Im Handel sind daher nur verdünnte und stabilisierte Lösungen erhältlich.

Wasserstoffperoxid in der Natur

Wasserstoffperoxid ist keineswegs eine Substanz, die nur durch chemische Reaktionen unter Laborbedingungen gewonnen werden kann. Sie kommt in niedrigen Konzentrationen in der Natur vor. Überall, wo atomarer Sauerstoff auf Wasser einwirkt, kann es zu einer Entstehung von H_2O_2 kommen. Es bildet sich auf natürliche Weise infolge von biologischen Oxidationsprozessen (beispielsweise Gärung oder Atmung) und durch Oxidation von organischen sowie anorganischen Substanzen an der Luft. Die menschliche Atemluft enthält beispielsweise zwischen 300 und 1000 Mikrogramm pro Kubikmeter.

Im Wasser oder in der Atmosphäre wird H_2O_2 aus Sauerstoff unter Einwirkung von katalytisch wirkenden Substanzen oder Licht generiert. Wasser weist natürlicherweise Wasserstoffperoxid-Werte von 1–30 Mikrogramm pro Liter auf.

H_2O_2 ist in geringer Konzentration in beinahe allen Eukaryoten (alle Lebewesen, die einen Zellkern besitzen) vorhanden. Es findet sich deshalb überall in der Natur, in Pflanzen, Mensch und Tier. Sogar

Wasserstoffperoxid-Konzentrationen im Überblick

- 90-prozentige Wasserstoffperoxid-Lösung findet beim Militär Anwendung und wird zum Raketenantrieb gebraucht.
- 35-prozentige Wasserstoffperoxid-Lösung wird in der Lebensmittelindustrie zur Desinfektion von Behältern sowie zur Konservierung von Nahrungsmitteln eingesetzt. Es ist rein und wird nicht mithilfe von Stabilisatoren haltbar gemacht. Neben der lebensmitteltauglichen Lösung gibt es auch Lösungen, die auf technischem Gebiet gebraucht werden. Sie weisen geringe Mengen Phosphor auf, das zur Neutralisierung des im Wasser der Lösung enthaltenen Chlors dient.
- 30- bis 32-prozentige Wasserstoffperoxid-Lösung enthält Stabilisatoren und wird zur Reinigung von Transistoren und integrierten Chips verwendet.
- 30-prozentige Wasserstoffperoxid-Lösung findet in der Medizinforschung Anwendung. Auch diese Lösung weist Stabilisatoren auf.
- 6-prozentige Wasserstoffperoxid-Lösung wird in der Kosmetikindustrie und für kosmetische Behandlungen verwendet. Bleichmitteln wird ein Aktivator hinzugefügt. Solche Lösungen sollten nicht eingenommen werden.
- 3-prozentige Wasserstoffperoxid-Lösung enthält manchmal verschiedene Konservierungsmittel und Stabilisatoren (beispielsweise Phenol). Von einer innerlichen Anwendung damit versetzter Lösungen wird abgeraten. Im Haushalt oder bei äußerlichen Anwendungen leisten sie allerdings gute Dienste und sind durchaus empfehlenswert.

in der Atmosphäre taucht der Stoff auf. Hier lassen sich Konzentrationen zwischen 0,1 und 1 ppm *(parts per million)* nachweisen. Und nach einem Gewitter oder heftigem Regenschauer sind in der Atmosphäre Wasserstoffperoxid-Werte von 1 Milligramm pro Kilogramm Luft möglich (Pies 2015).

Im Organismus stellt Wasserstoffperoxid ein Zwischenprodukt im Stoffwechsel dar, das sich in Peroxisomen (Zellorganellen) bildet und hier als Oxidationsmittel fungiert. In seine Bildung aus Wasserstoff und Sauerstoff sind Oxidasen (oxidierend wirkende Enzyme) involviert. Der Abbau der Substanz in den Peroxisomen erfolgt schließlich über Katalasen (katalytisch wirkende Enzyme). Diese Zellorganellen sorgen für den Zerfall von Wasserstoffperoxid, das außerhalb der Organellen entsteht, um Schädigungen und Zerstörungen der Zellmembranen durch den Stoff zu verhindern.

Auch die weibliche Eizelle nutzt nach dem Eindringen des Spermiums ein Enzym zur Herstellung von Wasserstoffperoxid, verändert so ihre Eizellenhülle und schafft damit eine unüberwindbare Barriere für nachfolgende Spermien (Wong 2004).

Nicht nur der Mensch, sondern auch Tiere können Wasserstoffperoxid synthetisieren. Ein skurriles Beispiel ist der Bombardierkäfer, der sich ähnlich wie das Militär die explosive Wirkung der Substanz zunutze macht. Der Hinterleib des Bombardierkäfers beherbergt eine Sekret produzierende Drüse, eine Sammelblase sowie eine Explosionskammer. Bei Gefahr stellt er aus dem in der Sammelblase gelagerten Wasserstoffperoxid und Hydrochinon ein bedrohliches Gasgemisch her, das er seinen Feinden direkt aus seinem Hinterleib entgegenfeuert. Hierfür spritzt er die Chemikalien in die Explosionskammer und ergänzt die Mischung durch Peroxidase und Katalase. Das Wasserstoffperoxid wird in der Folge zu Wasser und Sauerstoff gespalten und das Hydrochinon oxidiert. Durch den hohen Druck und die produzierte Wärme der chemischen Reaktion wird das etwa 100 °C heiße und ätzende Wehrsekret abrupt aus dem Hinterleib des Käfers geschleudert (Schildknecht 1961, Beheshti 2007).

Ebenso wird Wasserstoffperoxid durch das im Speichel der Bienen enthaltene Enzym Glucose-Oxidase in Honig gebildet und trägt zur keimtötenden Wirkung des Naturprodukts bei (Speth 2008).

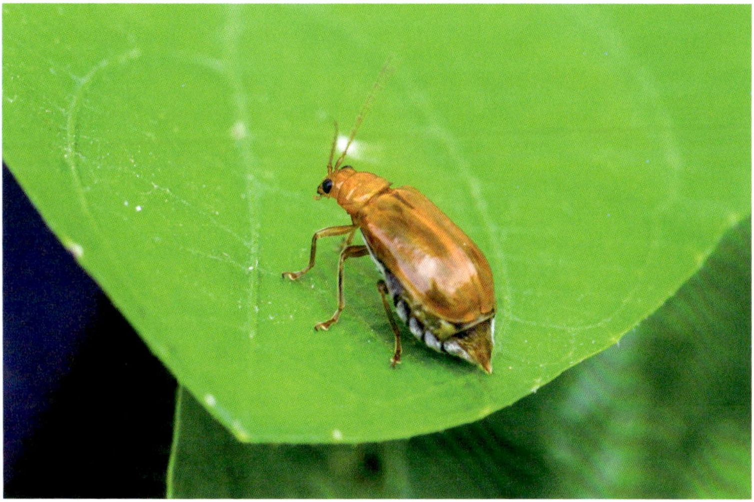

Wasserstoffperoxid ist Teil der Verteidigungsstrategie des Bombardierkäfers

Allerdings sollte zur Behandlung von Wunden auf sterilisierten medizinischen Honig zurückgegriffen werden (beispielsweise Medihoney™), da dieser im Gegensatz zum Honig aus dem Küchenregal keine Verunreinigungen aufweist.

Großtechnische Gewinnung von Wasserstoffperoxid

Die einfachste Art der Generierung von Wasserstoffperoxid stellt das Schütteln einer Flasche Wasser dar. Hierbei wird das Wasser mit Sauerstoff gesättigt und in der Folge bildet sich Wasserstoffperoxid. Doch wie lässt sich die Substanz in großem Stil produzieren? Ihr Entdecker Louis Jacques Thénard stellte Wasserstoffperoxid aus Salpetersäure und Bariumperoxid her (siehe S. 31). Mit der Zeit wurden unterschiedliche Verfahren zur industriellen Gewinnung von Wasserstoffperoxid entwickelt. Durch den Ersatz der Salpetersäure durch Schwefelsäure wurde das Verfahren schließlich verbessert. In reiner Form wird es heute hauptsächlich mithilfe des Anthrachinon-Verfahrens produziert. Im Grunde basiert die Gewinnung hier auf der Reduktion von Sauerstoff. Das Anthrachinon fungiert als Katalysator. Das Verfahren lässt sich in vier Schritte gliedern: 1. Oxidation, 2. Extraktion, 3. Destillation und 4. Hydrierung. Zur Bildung von Wasserstoffperoxid werden Anthrahydrochinone zu Anthrachinonen oxidiert (Oxidation). Anschließend wird es als Rohprodukt mit einer Konzentration von 30–40 Prozent isoliert (Extraktion). Danach erfolgen die Reinigung des Wasserstoffperoxids sowie die Einstellung auf die handelsüblichen Konzentrationen (30–70 Prozent) und dic Versetzung mit einem Stabilisator (Destillation). Um die in der Lösung verbliebenen Anthrachinone wieder in Antrahydrochinone zu überführen, werden sie in Gegenwart eines Pd-Katalysators mit Wasserstoff begast (Hydrierung).

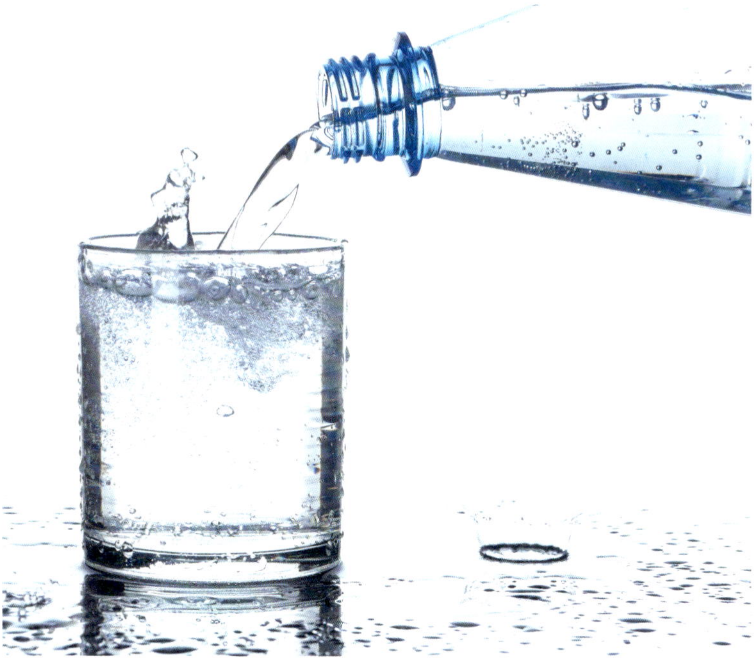

Chemische und physikalische Eigenschaften von Wasserstoffperoxid

Wasserstoffperoxid setzt sich aus je zwei Wasserstoff- (H_2) und Sauerstoffatomen (O_2) zusammen. Die chemische Formel der Substanz lautet deshalb H_2O_2. In der Regel handelt es sich dabei um eine farblose Flüssigkeit, die in stärkerer Schicht leicht bläulich erscheint und etwas viskoser als Wasser ist. Die Chemikalie lässt sich mit Wasser in allen Verhältnissen mischen – gleiches gilt für Äther (Birckenbach 1909).

Reines Wasserstoffperoxid ist explosiv beziehungsweise reaktiv und zerfällt leicht zu Wasser und nicht reaktivem Sauerstoff:

$2H_2O_2 \rightarrow 2H_2O + O_2$

In organischer Lösung sowie bei Berührung mit oxidierbaren, organischen Substanzen sowie Metallen zersetzt sich die Substanz. Dabei erfolgt die Zersetzung über Sauerstoffradikale. Ihre Zersetzung wird durch Bewegung, Licht, Wärme, Kohle, Metalle, Metallsalze und Katalysatoren (Katalase) begünstigt. Als Lösung ist Wasserstoffperoxid trotzdem bei richtiger Lagerung (nicht über 15 °C, vor Licht und Wärme geschützt) gut haltbar – insbesondere, sofern eine Säure vorhanden ist. Aus diesem Grund wird der Substanz häufig 0,1 Prozent Phosphor- oder Schwefelsäure zugesetzt. Ebenfalls lässt sich die Chemikalie mithilfe von 2–3 Prozent 95-prozentigem Alkohol konservieren (Birckenbach 1909). Laut Allain ist die Haltbarkeit durch die Aufbewahrung in gelben Gläsern und den Zusatz von 1 Prozent Kochsalz oder Calciumchlorid noch optimierbar (Allain 1906).

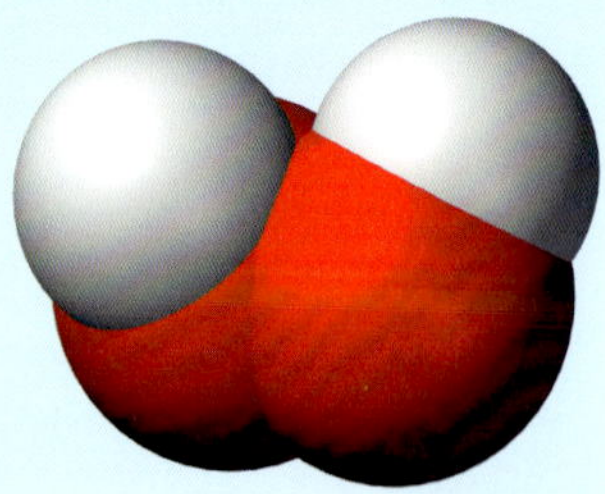

Physikalische Eigenschaften von wasserfreien, reinen Lösungen

Hinsichtlich seiner physikalischen Chemie ähnelt Wasserstoffperoxid Wasser und kann je nach Temperatur, Druck und Konzentration (Volumen) drei verschiedene Formen annehmen: flüssig, gasförmig, fest (kristallförmig) (Staedel 1902).

- ▷ Aussehen bei 20 °C: farblose, viskose Flüssigkeit mit saurem Geruch
- ▷ Schmelzpunkt: -0,43 °C
- ▷ Siedepunkt: 150,2 °C
- ▷ Dichte bei 20 °C: 1,448 g/cm
- ▷ Löslichkeit in Wasser: sehr gut wasserlöslich

Chemische Eigenschaften von Wasserstoffperoxid

- ▷ Redoxverhalten: Obwohl es unter anderem als Oxidationsmittel angewendet wird, kann Wasserstoffperoxid gegenüber anderen starken Oxidationsmitteln (beispielsweise $MnSO_4$) als Reduktionsmittel wirken.
- ▷ Zerfall: Wasserstoffperoxid besitzt einen metastabilen Charakter. Es tendiert bei Energiezufuhr zum Zerfall und disproportioniert zu Wasser und Sauerstoff – manchmal erfolgt die Reaktion explosionsartig. Wärme oder Katalysatoren können diese Reaktion beschleunigen, weshalb H_2O_2 entweder in Gefäßen aus reinem Aluminium, paraffinierten Behältern oder Flaschen aus Polyethylen aufbewahrt wird. Eine andere Möglichkeit ist das Versetzen mit Antikatalysatoren (beispielsweise Phosphorsäure).
- ▷ Säure-Basen-Verhalten: H_2O_2 ist eine schwache Säure und nur vier Zehnerpotenzen stärker als Wasser. Bei einer Temperatur von 20 °C weist eine 30-prozentige Wasserstoffperoxid-Lösung einen pH-Wert von 4 auf, 3-prozentige Lösungen haben einen Wert von 6.

Verfügbarkeit von Wasserstoffperoxid

In Drogerien und Apotheken ist Wasserstoffperoxid als 3- bis 35-prozentige Lösung erhältlich, über 12-prozentige Konzentrationen werden aber an Privatpersonen nicht abgegeben. Die Substanz ist in jedem Verhältnis mischbar. Während in der chemischen Industrie höhere Konzentrationen verwendet werden, sind aufgrund der ätzenden Eigenschaft der schwachen Säure für pharmazeutische und medizinische Zwecke sehr niedrige Konzentrationen (3-prozentige Lösung) in Gebrauch (siehe S. 13).

Verwendungsmöglichkeiten

Die vielseitigen Verwendungsmöglichkeiten von H_2O_2 ergeben sich durch die hohe Reaktionsfähigkeit und die starke Umweltverträglichkeit der Chemikalie, die in der Regel als wässrige Lösung eingesetzt wird. Seitdem eine großtechnische Herstellung von Wasserstoffperoxid möglich ist, werden laufend neue Anwendungen für die Chemikalie erschlossen. Dies führt zu einem stetig steigenden Bedarf von Wasserstoffperoxid und in der Folge werden Optimierungen beim Produktionsprozess der Chemikalie induziert.

Ein Heilmittel

Wasserstoffperoxid wird intravenös, oral oder epikutan (auf die Haut) angewendet. Durch die Gabe von Wasserstoffperoxid wird die Sauerstoffverfügbarkeit im Organismus gesteigert. Die Substanz lässt sich problemlos mit anderen Therapien für verschiedenste Erkrankungen kombinieren. Dabei wird es allerdings separat und nicht in Kombination mit anderen Stoffen appliziert (Douglass 2003). H_2O_2 besitzt potente antimikrobielle Wirkeigenschaften. Darüber hinaus ist es laut einigen Studien ein wirksames Antimykotikum, wirkt antiparasitär, antiviral und immunstimulierend. Zudem zerstört es bestimmte Tumore (Douglass 2003). Aufgrund seiner antiseptischen Wirkung eignet sich Wasserstoffperoxid zum Gebrauch als Desinfektionsmittel.

Zur Wundreinigung (es schäumt und reinigt Wunden somit gleichzeitig mechanisch) wird es bis heute von Ärzten eingesetzt. Allerdings besteht der Verdacht, dass die Substanz in bestimmter Konzentration die Wundheilung bei chronischen Wunden verzögert (siehe S. 52). In der Zahnmedizin wird H_2O_2 zur lokalen Desinfektion des Zahngewebes und zur Blutstillung bei kleineren Eingriffen verwendet. Ebenso dient es zur Zahnaufhellung und als Mundspülung.

Baker beschreibt die günstige Wirkung der Substanz bei degenerativen Erkrankungen. Durch die Zuführung von Sauerstoff sollen negative Zellveränderungen vermieden werden (Baker 1996).

Folgenden Erkrankungen, Keimen sowie Parasiten kann laut Douglass mit Wasserstoffperoxid möglicherweise wirksam entgegengewirkt werden (Douglass 2003):

▷ Erkrankungen

Periphere Gefäßerkrankung | zerebrovaskuläre Erkrankung | Alzheimer | kardiovaskuläre Erkrankung | Koronarspasmus | Kardiokonversion | Herzrhythmusstörungen | chronisch obstruktive Lungenerkrankung (COPD) | Emphysem | Asthma | Influenza | Gürtelrose (Herpes zoster) | Herpes simplex | Arteriitis temporalis | systemisch chronische Candidose | chronisch wiederkehrende Eppstein-Barr-Infektion | Diabetes Typ 2 | HIV-Infektion | metastatisches Karzinom | Multiple Sklerose | rheumatoide Arthritis (chronische Polyarthritis) | akute und chronische Virusinfektionen | chronisch resistente Bakterieninfektion | Parasiteninfektion | Parkinsonismus | Migräne | Clusterkopfschmerzen | vaskuläre Kopfschmerzen | chronisches Schmerzsyndrom (mehrere Ursachen) | Umweltallergiereaktionen

▷ Tumore

Ehrlich-Karzinom | Neuroblastom

▷ Viren

Cytomegalovirus | Humanes Immundefizienz-Virus (HIV) | Lymphozytäres Choriomeningitis-Virus (LCMV) | Tacaribe-Virus

▷ Bakterien

Actinobacillus actinomycetemocomitans | *Bacillus cereus* | *Bacteroides* | *Campylobacter jejuni* | *Escherichia coli* | *Mycobacterium*

leprae | *Legionella pneumophila* | *Neisseria gonorrhoeae* | *Pseudomonas aeruginosa* | *Salmonella typhi* | *Salmonella typhimurium* | *Staphylococcus aureus* | Streptokokken der Gruppe B | *Treponema pallidum*

▷ Pilze

Aspergillus fumigatus | *Blastomyces spp.* | *Candida albicans* | *Coccidioides immitis* | *Histoplasma capsulatum* | *Mucoraceae spp.* | *Paracoccidioides spp.* | *Sporothrix*

▷ Parasiten

Chlamydophila psittaci | *Entamoeba histolytica* | *Leishmania major* | *Naegleria fowleri* | *Nippostrongylus brasiliensis* | *Plasmodium yoelii* | *Plasmodium berghei* | *Pneumocystis jirovecii* | *Schistosoma mansoni* | *Toxoplasma gondii* | *Trichomonas vaginalis* | *Trypanosoma cruzi*

Farr propagiert die therapeutische Wirkung von Wasserstoffperoxid in seinem Buch *The Therapeutic Use of Intravenous Hydrogen peroxide* (Farr 1987) und betont ebenfalls dessen antivirale, antibakterielle, antimykotische sowie antiparasitäre Wirkung. Er hebt außerdem hervor, dass H_2O_2 oxidative Enzyme stimuliert, die Elastizität der Arterienwände wieder herstellt, Herzgefäße erweitert und die Sauerstoffbedingungen in den Zellen verbessert.

Um Infektionen durch Verunreinigungen in Blasenkathetern zu vermeiden, empfiehlt Douglass (2003) den Einsatz von 30 Milliliter einer 3-prozentigen Wasserstoffperoxid-Lösung. Somit bleibt der Urinbeutel 8 Stunden lang frei von Bakterien.

Ein Kosmetikum

In der Kosmetik wird Wasserstoffperoxid unter anderem als Blondiermittel, Komponente von Dauerwellenflüssigkeit, Gesichtspflege und Deodorant oder zum Bleichen von Zähnen eingesetzt. Zahnaufheller mit Konzentrationen zwischen 0,1 und 6 Prozent Wasserstoffperoxid dürfen allerdings ausschließlich an Zahnärzte abgegeben werden.

Einige bewährte Heilkräuter enthalten Wasserstoffperoxid, was ihnen einen bitteren Geschmack verleiht und neben andere Komponenten für deren Heilwirkung verantwortlich ist. Ein Beispiel hierfür stellt die Rinde des brasilianischen Baumes *Pau d'Arco (Tabebuia adenophylla)* dar. Sie weist in ihrem Inneren kleine, mit Wasserstoffperoxid versetzte Kristalle auf (Baker 1996) und wirkt antibakteriell, antiviral, antiparasitär und antimykotisch.

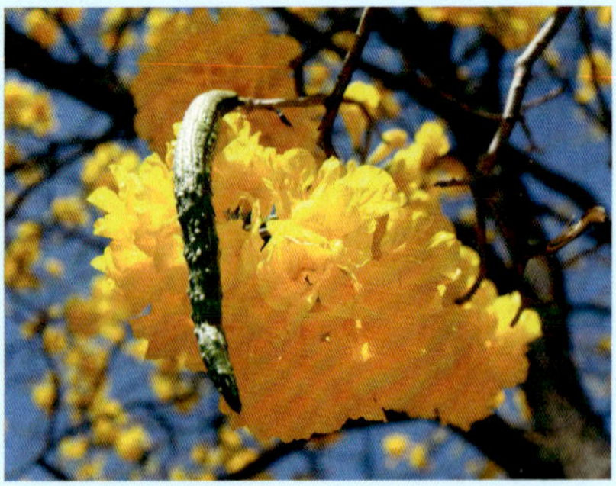

Da H_2O_2 Proteine eliminiert, die sich auf der Kontaktlinse bilden können, eignet es sich zur Reinigung von Kontaktlinsen. Daneben soll es bei Massagen eine günstige Wirkung haben, da so zusätzlicher Sauerstoff in den Organismus eindringt (siehe S. 69) (Baker 1996).

Ein Haushaltsmittel

Im Haushalt ist Wasserstoffperoxid eine wahre Allzweckwaffe gegen Keime und Verunreinigungen. Selbst Schimmelpilzbefall (beispielsweise an Fensterfugen durch Kondenswasser) lässt sich damit entfernen und es agiert hier außerdem als Sporizid sowie als Fungizid.

Haushaltsprodukte mit den Bezeichnungen »Aktivsauerstoff«, »Oxygen« oder »milde Bleiche« enthalten in der Regel Wasserstoffperoxid. Sie machen sich die bleichende Wirkung der Substanz zu nutze. Nicht nur Textilien, sondern beispielsweise auch Fliesenfugen lassen sich spielend mit H_2O_2 bleichen. In gebundener Form wird Wasserstoffperoxid als Zusatz in Waschmitteln eingesetzt. Natriumcarbonat sowie Natriumperborat stellen die mit Abstand bedeutendsten Wasserstoffperoxid-Folgeprodukte dar. Sie werden häufig auch als »festes« Wasserstoffperoxid bezeichnet.

Wie die Lebensmittelindustrie kann auch jede Privatperson zu Hause damit Lebensmittel konservieren und so die Haltbarkeit verlängern. Ebenso lässt sich Trinkwasser mit Wasserstoffperoxid frischhalten. Die Anwendungsmöglichkeiten sind schier endlos, sogar die Raumluft kann es reinigen und es erfüllt wertvolle Dienste im heimischen Garten. So lässt es sich als umweltschonendes Insektizid oder aber auch als Pflanzendünger einsetzen. Hilfreiche Anwendungen für Haus und Garten finden Sie ab Seite 120.

Ein Mittel zur umweltschonenden Wasseraufbereitung

Die Substanz ist ein sicheres und umweltverträgliches Biozid, da es in der Umwelt schnell zerfällt und keine umweltschädlichen Stoffe hinterlässt. Darüber hinaus wird es als Oxidationsmittel für schwer abbaubare Abwasserkomponenten eingesetzt: Wasserstoffperoxid wird mithilfe einer Dosierpumpe zur Reinigung von mit Schwefelwasserstoff (H_2S) kontaminiertem Wasser benutzt, das durch bakterielle Vorgänge im Abwasser gebildet wird oder durch industrielle Prozesse dort hineingelangt. Das Gas weist nicht nur einen unangenehmen Geruch auf, sondern reduziert auch den Sauerstoffgehalt des Abwassers und verursacht die Korrosion von Betonrohren. Auf dieselbe Weise wird bei mit Schwefelwasserstoff kontaminierter Abluft verfahren.

Bei der Entgiftung cyanidverseuchter Abwässer, die beispielsweise aus Härtereien oder Galvanobetrieben stammen, ist H_2O_2 ebenfalls von großer Bedeutung. Durch den Einsatz von Wasserstoffperoxid wird hier Cyanid zu Cyanat oxidiert. Letzteres hydrolisiert schließlich zu Kohlensäure und Ammoniak.

In der Trinkwasseraufbereitung darf Wasserstoffperoxid gemäß der Verordnung für Trinkwasser nur als Oxidationsmittel eingesetzt werden. Die Substanz eignet sich nicht als Desinfektionsmittel im pH-Bereich des Trinkwassers. Aus diesem Grund werden in der Trinkwasserversorgung lediglich Oberflächen von Anlageteilen und Rohrleitungen mit Wasserstoffperoxid desinfiziert (Roeske 2007). Des Weiteren wird es zur Entfernung von Mangan und Eisen sowie zur Voroxidation organischer Inhaltsstoffe gebraucht.

Ein Mittel der Industrie

Wasserstoffperoxid bietet unbegrenzte Verwendungsmöglichkeiten auf chemischem Gebiet und stellt eine bedeutende industrielle Chemikalie dar. Es ist sowohl bei der Synthese (unter anderem von organischen Peroxiden und Epoxyverbindungen) als auch beim Abbau verschiedener Verbindungen hilfreich. So leistete es große Dienste

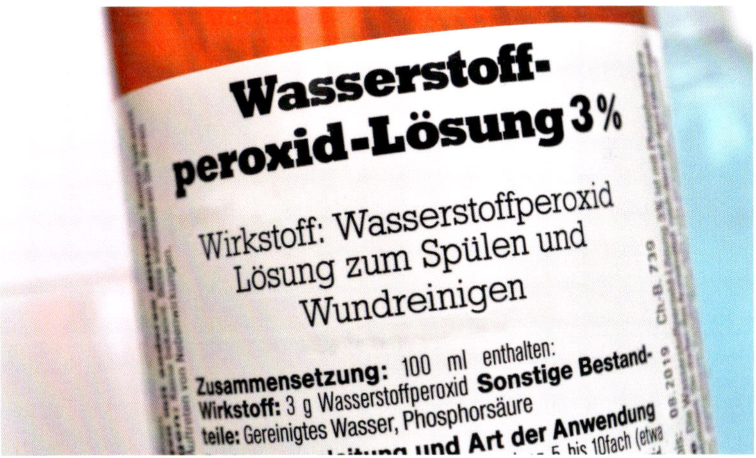

bei Aufbau einer ganzen Klasse von Verbindungen, die zuvor schwierig darzustellen oder gar völlig unbekannt waren (Birckenbach 1909).

Die Chemikalie dient der Industrie als Rohstoff für Weichmacher, ist ein wirkungsvolles Bleichmittel für Textilien, Elfenbein, Federn, Felle, Knochen, Leder, Leinwand, Seide, Wolle, Papier sowie Holz (Cellulose-Herstellung und Altpapieraufbereitung) und vieles mehr. Selbst als Lufterfrischer wird es gebraucht. Darüber hinaus wird Wasserstoffperoxid in Konzentrationen bis zu 35 Prozent oder als Gemisch mit Essigsäure (Peroxyessigsäure) in Konzentrationen bis zu 30 Prozent zur Sterilisation und Konservierung im Nahrungsmittelgewerbe eingesetzt. Da es Bakterien unmittelbar abtötet, ohne schädliche Komponenten zu hinterlassen, findet Wasserstoffperoxid Anwendung bei der kaltaseptischen Abfüllung von Lebensmitteln, der Oberflächenentkeimung in der Fleischwirtschaft und bei manuellen Desinfektionsvorgängen in Molkereien, Brauereien sowie in der Nährmittelherstellung.

Als Desinfektionsmittel fungiert H_2O_2 auch in Wäschereien, und in der Kosmetikindustrie gilt es als wichtiges Reinigungsmittel. Ebenso findet es Anwendung in der Leiterplattenindustrie und Metallbearbeitung. Die Pharmaindustrie setzt Wasserstoffperoxid für Synthesen ein.

Sonstige Verwendungsgebiete

In der Landwirtschaft wird mithilfe von Wasserstoffperoxid Sauerstoff in Nährlösungen von Hydrokulturen angereichert. Außerdem dient es zur Desinfektion von Gewächshäusern und Ställen. Weitere Verwendung findet es unter anderem zu analytischen Zwecken wie beispielsweise zum Nachweis von Titan. In der Forensik werden Blutspuren damit nachgewiesen. In der Biologie wird es zur Bestimmung von Bakterienkulturen gebraucht (Katalasetest) und der programmierte Zelltod von isolierten eukaryontischen Zellen wird bei Experimenten mit Wasserstoffperoxid verursacht. Bei der Präparation von Knochen oder Geweihen dient Wasserstoffperoxid zum Bleichen und Desinfizieren. H_2O_2 wird teilweise in Aquarien zum Zuführen von Sauerstoff eingesetzt. Aufgrund seiner ätzenden Wirkung wird die Substanz in der Mikroelektronik als Ätzmittel verwendet. Die Oberflächen von Wafern (feine Scheiben in der Mikroelektronik oder Photovoltaik) werden hier mit Piranha (auch SPM, *Sulphuric Peroxide Mixture*), einer Mischung aus Wasserstoffperoxid und Schwefelsäure, gereinigt. Das Gemisch dient auch zur Herstellung einer hydrophylen Oxidschicht auf den Wafern.

Darüber hinaus wird Wasserstoffperoxid nicht nur als Oxidator für Raketentreibstoffe verwendet, sondern auch als Treibstoff für Satellitenantriebe. Aber auch Torpedos sowie andere Fluggeräte werden durch die bei kontrollierter Zersetzung von hochkonzentriertem Wasserstoffperoxid entweichende Energie angetrieben.

Erfolgsgeschichte einer Chemikalie

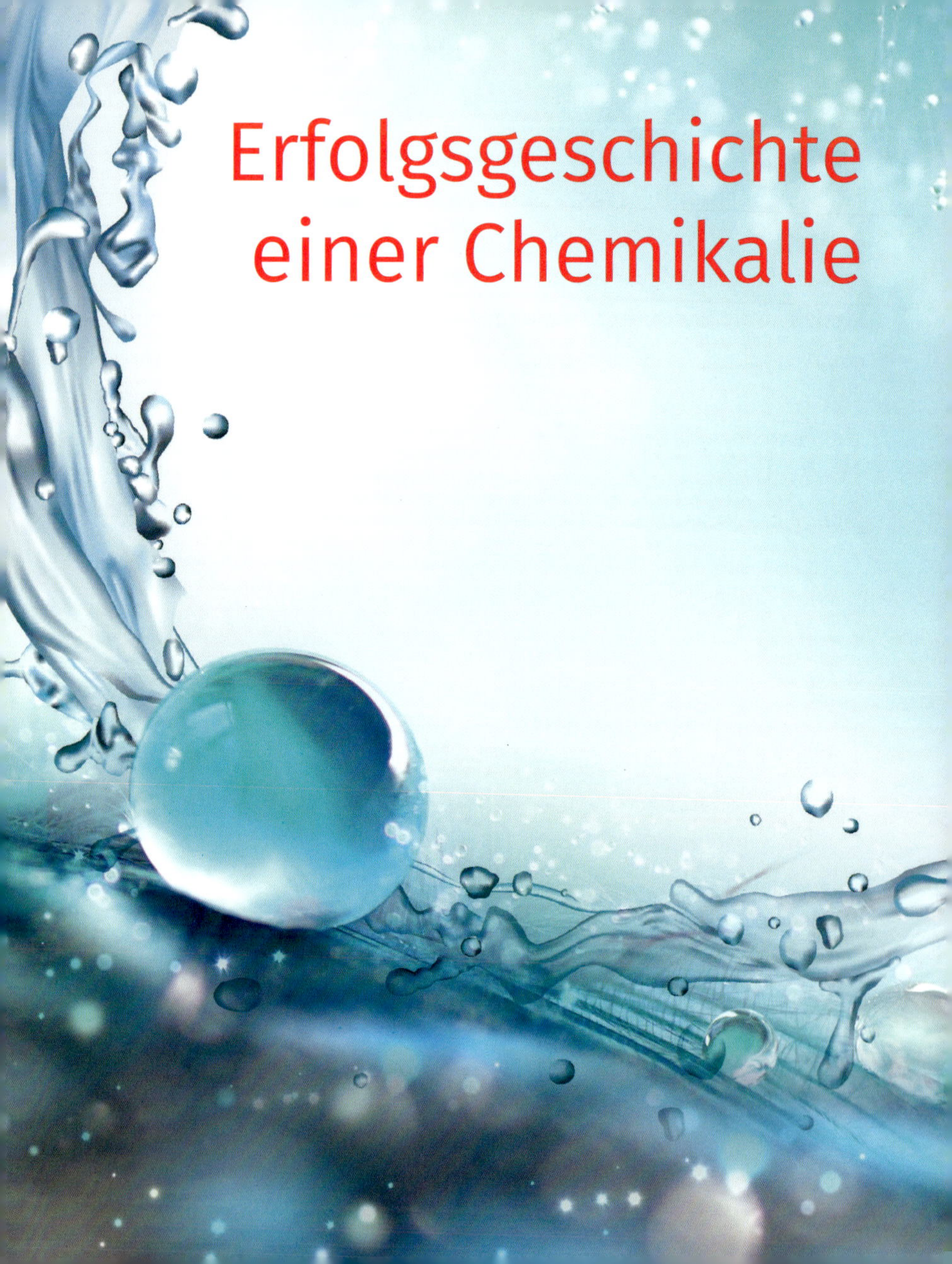

Die erste ausführliche Abhandlung über Sauerstoff stammt von Joseph Priestley (1733–1804; Chemiker, Physiker und Philosoph) und ist im Jahr 1774 als Artikel erschienen. 71 Jahre später wurde die Wissenschaft auf eine Flüssigverbindung aus Wasser- und Sauerstoff aufmerksam, die inzwischen unter der Bezeichnung Wasserstoffperoxid bekannt ist, bis heute aufgrund ihres breiten Spektrums an Anwendungen fasziniert und Geschichte schreiben sollte.

Seit Mitte des 19. Jahrhunderts wird Wasserstoffperoxid für verschiedenste Zwecke verwendet und ist vor allem aus der Industrie nicht mehr wegzudenken.

Entdeckung und erste Erfahrungen

Das erste Glied der Kette von bedeutenden Wasserstoffperoxid-Pionieren verkörpert der Chemiker Louis Jacques Thénard (1777–1857). Der angesehene französische Wissenschaftler entdeckte das, wie er es später nannte, *eau oxygénée* (dt.: oxidiertes Wasser) im Jahr 1818 bei Versuchen »über die Einwirkung von verschiedenen Säuren (in diesem Fall Salpetersäure) auf Baryumperoxyd« (Birckenbach 1909; Thénard 1818).

Er entwickelte verschiedene Herstellungsverfahren und führte zahlreiche Experimente mit der Chemikalie als Flüssigkeit und als Gas durch. Neben einigen interessanten Eigenschaften der Substanz beeindruckte ihn vor allem die ausgeprägte Reaktionsfreudigkeit. Auf

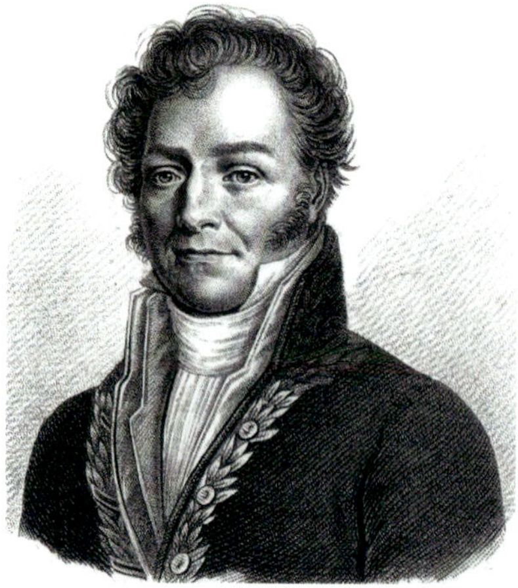

Louis Jacques Thénard (1777–1857) gilt als der Entdecker des Wasserstoffperoxids

Basis seiner Forschungsergebnisse empfahl Thénard den Gebrauch von Wasserstoffperoxid insbesondere zu medizinischen Zwecken sowie zur Restaurierung von alten Gemälden, da es schwarzes Bleisulfid in weißes umwandelt (Birckenbach 1909).

De Sondalo riet 1843 dazu, die Chemikalie als Lufterfrischer zu verwenden (Satterfield 1953).

Und Christian Friedrich Schönbein (1799–1868; Chemiker und Physiker) gelang es 1856, die Präsenz von Wasserstoffperoxid in lebendigen Systemen nachzuweisen (Schönbein 1856; Birckenbach 1909).

Der Durchbruch und frühe Pioniere

Thénards Verfahren zur Herstellung von Wasserstoffperoxid war bis Mitte des 20. Jahrhunderts gültig (Jones 1999). Trotzdem wurden immer wieder Versuche zur Optimierung der Produktion von Wasserstoffperoxid angestellt, doch bis auf wenige Ausnahmen wie beispielsweise bei Théophile-Jules Pelouze (1807–1867; Chemiker) schlugen die meisten fehl (Pelouze 1832; Satterfield 1953).

Michel Eugène Chevreul (1786–1889; Chemiker) und Cyprien Tessié du Motay (1818–1880; Physiker und Chemiker) bemerkten die große Bedeutung der Substanz als Bleiche bereits im Jahr 1862. Nicht zuletzt schuf der Gebrauch von Wasserstoffperoxid in der Kosmetikindustrie (als Haarbleichmittel) einen großen Markt für die Substanz (Satterfield 1953). Daneben diente es zur Herstellung anderer Chemikalien und sogar in hoher Konzentration als Brenn- oder Sprengstoff. Wasserstoffperoxid stand deshalb im ausgehenden 19. Jahrhundert hoch im Kurs und war aus der Industrie nicht mehr wegzudenken. In der Folge wurden verschiedene Wege zur Generierung von großen Mengen an flüssigem Wasserstoffperoxid entwickelt.

Über einen langen Zeitraum scheiterten während der Produktion der Substanz sämtliche Anstrengungen, Wasserstoffperoxid vom anfallenden Wasser zu separieren.

Aus diesem Grund nahm die Wissenschaft zeitweise an, dass es instabil sei. Per Vakuumdestillation gelang es schließlich im Jahr 1894

Richard Wolffenstein, entgegen allen Annahmen, reines Wasserstoffperoxid herzustellen (Wolffenstein 1894).

Aber auch die medizinische Fachwelt wurde nur kurze Zeit nach der Entdeckung von Wasserstoffperoxid auf das vielseitige »Wundermittel« aufmerksam und führte einige Untersuchungen an der Substanz durch: Im frühen 19. Jahrhundert leisteten die beiden Mitbegründer der modernen Mikrobiologie Louis Pasteur (1822–1895) sowie Heinrich Hermann Robert Koch (1843–1910) einen wertvollen Beitrag zum Fortschritt der Wissenschaft. Dank ihnen war es nun möglich, Bakterien in vitro anzuzüchten. Dieser Umstand eröffnete neue Wege in der Erforschung von antibakteriellen Substanzen. Neben vielen anderen Stoffen wurde auch die Wirkung von Wasserstoffperoxid auf Bakterien getestet. Die damit erzielten Ergebnisse zur antibakteriellen Aktivität von H_2O_2 wichen stark voneinander ab und ließen sich nicht immer reproduzieren. Im Nachhinein lässt sich das wohl durch das uneinheitliche Studiendesign und die damit einhergehenden Variablen erklären (beispielsweise getestete Bakterienarten, Reinheit und Konzentration des verwendeten Wasserstoffperoxids, Expositionszeiten). Trotzdem konnte eine gewisse und teilweise sogar äußerst potente antibakterielle, antivirale und pilzhemmende Wirkung nachgewiesen werden. Es waren diese besonderen Eigenschaften, die dem Wasserstoffperoxid gegen Ende des 19. Jahrhunderts zu seinem Siegeszug im Kampf gegen verschiedene Infektionskrankheiten verhalfen.

Der wohl erste Befürworter des Gebrauchs der Substanz als Antiseptikum war Benjamin Ward Richardson (1828–1896; Arzt, Anästhesist, Physiologe). Er hob 1856 die Bedeutung der Chemikalie bei der Wundheilung hervor (Satterfield 1953).

Im Frühling des Jahres 1888 berichtete Dr. Love erstmals über die arzneiliche Wirkung von Wasserstoffperoxid im *JAMA (Journal of American Medical Association).* Der Arzt beschreibt darin den wirkungsvollen Einsatz des »Sauerstoffwassers« bei zahlreichen Erkrankungen wie Diphtherie, Scharlach, Schnupfen, Nasenkatarrh, Keuchhusten, Asthma, Heuschnupfen und Mandelentzündung (Love 1888). In den USA setzte der US-amerikanische Arzt P. L. Cortelyou erstmals im Jahr 1888 Wasserstoffperoxid zur Behandlung von Infektionen in Nase und Hals ein. Er beschreibt die erfolgreiche Behandlung eines Diphtheriepatienten, der mithilfe von Wasserstoffperoxid, das als Nasenspray verabreicht wurde, innerhalb eines Tages geheilt war (Douglass 2003) .

Vom ausgehenden 19. Jahrhundert bis in das frühe 20. Jahrhundert wurde Wasserstoffperoxid in unzähligen Artikeln in Fachzeitschriften als potentes Heilmittel bei Infektionen und einer nicht enden wollenden Liste von Erkrankungen propagiert. Charles Marchand (1848–1917), Chemiker und seiner Zeit führender Produzent von Wasserstoffperoxid in den USA, editierte eine Sammlung aller zwischen 1880 und 1904 veröffentlichten Artikel über die innerliche und äußerliche Anwendung von H_2O_2, Ozon und Glyzerin zur

Behandlung von Typhus, Cholera, Magengeschwür, Asthma, Bronchitis, Katarrh, Heuschnupfen, Keuchhusten und Tuberkulose (Marchand 2012). Der Sammelband erfreute sich bereits zu Lebzeiten Marchands großer Beliebtheit und wurde im Jahr 1904 zum 18. Mal aufgelegt. Walter Grotz hat das Werk 1989 reproduziert. *Books on Demand* bietet ebenfalls Nachdrucke an, was darauf hinweist, dass auch heute das Interesse der Fachwelt an dem 234-seitigen Sammelband nicht versiegt zu sein scheint.

Stebbing und Tunnicliffe stellen in ihrem 1916 erschienen Artikel im *Lancet* (medizinische Fachzeitschrift) einige Untersuchungen in Bezug auf die therapeutische Wirkung von Wasserstoffperoxid vor. So führte Pierre-Hubert Nysten 1811 einige Versuche zur Wirkung von intravenösen Injektionen verschiedener Gase in die Jugularvene (darunter auch Sauerstoff) bei Hunden durch (Nysten 1811). Der injizierte Sauerstoff rief damals bei den Tieren keine Nebenwirkungen hervor (Stebbing und Tunnicliffe 1916).

Und Jean Nicolas Demarquay (1814–1875; Chirurg und Autor) stellte fest, dass der intravenös applizierte Sauerstoff nicht vollständig von den Lungen der Versuchstiere herausgefiltert wurde und in das Gewebe gelangte (Demarquay 1886). Stebbing und Tunnicliffe entschieden sich aufgrund der Erfolge der beiden französischen Vorreiter und anderer Wissenschaftler auf dem Gebiet im Jahr 1916 erstmals dazu, Menschen reinen Sauerstoff zu injizieren. Sie sprachen sich nach ihren Versuchen für die vielversprechende therapeutische

Wirkung der intravenösen Gabe aus, sofern diese vorsichtig und sachgerecht durchgeführt wird (Douglass 2003).

1921 schildern die englischen Armeeärzte T. H. Oliver, B. C. Cantab und D. V. Murphy im *Lancet* ihre beeindruckenden Ergebnisse bei der Bekämpfung einer Influenza-Pneumonie-Epidemie in Indien, die zahlreiche Menschenleben unter den Ghurkas (nepalesische Soldaten im Dienst der *British Army* und der indischen Streitkräfte) forderte – 80 Prozent der Erkrankungen hatten einen tödlichen Verlauf. Die Ärzte verabreichten einem Soldaten, dessen Schicksal bereits besiegelt zu sein schien, über einen Zeitraum von etwa 15 Minuten intravenös eine Mischung aus 240 Millilitern physiologischer Salzlösung und 60 Millilitern 3-prozentiger Wasserstoffperoxid-Lösung. Der Patient war am nächsten Tag geheilt (Oliver et al. 1920).

In den 1940er-Jahren nahm die Anzahl der Untersuchungen des Wundermittels durch die Verfügbarkeit von neuartigen Medikamenten ab. In Indien schien zu dieser Zeit die Begeisterung für die Sauerstofftherapie keinesfalls versiegt zu sein. So führten die beiden indischen Ärzte Singh und Mangaldas ähnlich wie Nysten, Demarquay, Tunnicliffe und Stebbing einige Experimente mit intravenös verabreichtem Wasserstoffperoxid an Hunden und Menschen durch. Sie erzielten damit vielversprechende Ergebnisse (Douglass 2003).

Ende der 1960er-Jahre realisierten Urschel und später Finney mit seinen Mitarbeitern einige Studien über Myokardischämie. In diesem Zuge untersuchten sie auch die Wirkung von H_2O_2 und kamen zu dem Ergebnis, dass die Substanz eine protektive Wirkung gegen Myokardischämie besitzt (Urschel 1967; Finney et al. 1967).

Erwähnenswert in der Reihe der Pioniere von Wasserstoffperoxid ist sicherlich auch Pater Richard Willhelm (1917–1993). Der ehemalige Chemie- und Physiklehrer setzte sich zeitgleich für den Einsatz von H_2O_2 in der Medizin ein und ermöglichte nicht zuletzt durch die von ihm gegründete Non-Profit-Organisation *ECHO (Educational Concern for Hydrogen Peroxide)* einem breiten Publikum den Zugang zu Anwendungen von Wasserstoffperoxid. Willhelm arbeitete in der bekannten Mayo-Klinik mit einem Mikrobiologen zusammen und lernte dabei viel über die Aktivitäten und Wirkungen pathogener Bakterien im menschlichen Organismus (Willhelm 1989). Durch die Arbeiten des Nobelpreisträgers Otto Warburg (1883–1970; Arzt, Biochemiker) erfuhr er, dass Krebs mit Sauerstoff auf Kriegsfuß steht. Daraus schlussfolgerte er, dass Wasserstoffperoxid, das bei seinem Zerfall Sauerstoff freisetzt, sich zur Behandlung von Erkrankungen eignet, die »durch einen unzureichenden Sauerstoff-Metabolismus verursacht werden« (Willhelm 1989). Er sprach sich für die Wasserstoffperoxid-Therapie bei Erkrankungen wie Krebs, Polio, Hauterkrankungen und durch Bakterien induzierte mentale Erkrankungen aus (Willhelm 1989; Green 1998). Darüber hinaus war er von der heilenden Wirkung der Substanz bei Asthma, Arthritis, Multipler Sklerose, Emphysem, Erkältung, Herpes, Candidose, Angina, Malaria, Gingivitis, Tumoren, Warzen, Lupus, Psoriasis (Schuppenflechte),

Hautknötchen, Amöbenruhr und Hämorrhoiden überzeugt (Valentine 1986; vgl. Green 1998). Im Jahr 1982 lernte Willhelm Walter Grotz kennen, der unter einer schmerzhaften Arthritis litt. Beherzt empfahl ihm Willhelm eine mehrwöchige Wasserstoffperoxid-Therapie. Grotz hörte auf seinen Freund und applizierte täglich ein- bis siebenmal einige Tropfen 35-prozentiges H_2O_2, das er verdünnt mit einem Glas Wasser zu sich nahm. Nachdem er die Heilwirkung selbst erprobt hatte, propagierte Grotz zusammen mit Willhelm die frohe Kunde über die potenten Wirkeigenschaften von Wasserstoffperoxid (Green 1998). Durch das Zweiergespann gewann H_2O_2 an Popularität und wurde neben seiner Heilwirkung auch für andere günstige Anwendungsmöglichkeiten, wie etwa die Behandlung von Vieh und Geflügel, die Reinigung von Gemüse und Nutzpflanzen, die Desinfektion von Aquarien, die Sauerstoffanreicherung von Gartenerde und vieles mehr bekannt (Oasis Purewater Company 1988; vgl. Green 1998).

Was die Sauerstofftherapie betrifft, ist insbesondere der Arzt, Pharmazeut und medizinische Fachautor Charles H. Farr (1927–1998) zu erwähnen. Seit 1962 in den USA einer der führenden Forscher auf dem Gebiet der bio-oxidativen Therapie (Ozontherapie), erhielt er zahlreiche Auszeichnungen und war sogar 1993 für den Nobelpreis der Medizin nominiert. Farr gründete unter anderem die International Academy of Bio-Oxidative Medicin (IBOM) und befürwortete die intravenöse Gabe von Wasserstoffperoxid zur Behandlung von verschiedensten Erkrankungen und Beschwerden (Farr 1988).

Verdrängung durch neuartige Medikamente

Das 20. Jahrhundert wartete mit einigen medizinischen Innovationen auf, die ein neues Kapitel in der Medizin eröffneten. Neben den neuen diagnostischen Möglichkeiten aufgrund der Entdeckung der Röntgenstrahlung durch ihren Namensgeber Wilhelm Conrad Röntgen (1845–1923; Physiker) im Jahr 1895 sollten neue Wundermittel die Menschheit vor Infektionen retten und der Wissenschaft Allmächtigkeit verleihen: Antibiotika. Obwohl Penicillin bereits im Jahr 1929 per Zufall von Alexander Fleming (1881–1955; Mediziner und Bakteriologe) entdeckt wurde, kam es erst im Zweiten Weltkrieg zu seiner kommerziellen Vertreibung; es wurde vor Ende des Krieges schon routinemäßig verordnet. Beinahe täglich wurden neue Antibiotika entwickelt. Das Arsenal an neuartigen Medikamenten war atemberaubend. Antibiotika wurden propagiert wie kein anderes Mittel und voller Euphorie eingesetzt. Die Begeisterung hielt lange Zeit an – und herrscht unverständlicherweise wahrscheinlich bis heute noch in einigen Köpfen vor. So bemerkte William Stewart, der ehemalige Gesundheitsminister der USA, noch Ende des 20. Jahrhunderts, dass »es Zeit sei, das Buch der Infektionskrankheiten zuzuklappen« (Levy 1992).

Der Irrglaube in Bezug auf den Sieg über Infektionskrankheiten führte in den späten 1950er-Jahren und den frühen 1960er-Jahren zur festen Überzeugung, dass das Ende der Infektionskrankheiten tatsächlich erreicht sei. Warum sollte man mit dem neuen Trumpf in der Hand altmodischen antimikrobiellen Mitteln wie Wasserstoffperoxid Beachtung schenken? Damit war spätestens zu diesem Zeitpunkt das Schicksal von Wasserstoffperoxid auf medizinischem Gebiet besiegelt; es sollte in der Medizin fortan vornehmlich als Desinfektionsmittel und zur Wundreinigung fungieren.

Skeptisch war der Entdecker des Penicillins. So wies Fleming bereits im Jahr 1929 im *British Journal of Experimental Pathology* auf die bereits bestehende Resistenz von Bakterien gegen das Mittel hin. In einem späteren Interview der *New York Times* (1949) warnte er sogar vor dem großzügigen und unüberlegten Einsatz von Antibiotika. Seine Bedenken sollten sich bewahrheiten. Heute sind wir multiresistenten Keimen mehr oder weniger schutzlos ausgeliefert.

Die Zukunft von Wasserstoffperoxid

Wasserstoffperoxid wird zweifellos auch in ferner Zukunft seine bedeutende Rolle in der Industrie (siehe S. 27) behaupten. Die Palette an Anwendungsmöglichkeiten wächst stetig an und neue Herstellungsverfahren erleichtern die Gewinnung von reinen und stabilen Lösungen. Was die biologische und chemische Aktivität der Substanz betrifft, werden weiterhin immer wieder neue Studien durchgeführt.

Zweifellos haben wir der Schulmedizin und damit auch neuartigen Pharmazeutika viel zu verdanken, doch auch sie stoßen an ihre Grenzen. Nicht zuletzt deshalb wendeten bereits im Jahr 2004 50 Prozent der Hausärzte komplementäre Therapien an (Willich 2004). Alternative Therapien zur Schulmedizin sowie bis dato in Vergessenheit geratene Konzepte erleben eine Renaissance in der aktiven modernen Gesundheitspflege.

In der Schrift einer gemeinsamen wissenschaftlichen Tagung des Instituts für Pharmakologie und Toxikologie der Karl-Marx-Universität Leipzig und der VVB Pharmazeutische Industrie zur klinischen Anwendung hochprozentiger Wasserstoffperoxid-Präparate schreibt der Leiter der medizinisch-wissenschaftlichen Abteilung im VEB Leipziger Arzneimittelwerk im Jahr 1968 im Vorwort:

»Die Überlegenheit hochprozentiger Wasserstoffperoxid-Präparate gegenüber Antibiotika und Chemotherapeutika besteht im schnelleren Wirkungseintritt, dem breiteren Wirkungsspektrum und dem eindeutigen Ausbleiben allergischer Manifestationen und Resistenzerscheinungen« (Brandt 1968).

Das breite Wirkungsspektrum und die außerordentlich gute Verträglichkeit der Substanz sind schlagende Argumente, um Wasserstoffperoxid wieder in den offiziellen Heilmittelkatalog aufzunehmen. Nicht zuletzt der hohe Bedarf an antimikrobiellen Mitteln sollte ein Anstoß zum Umdenken sein. Zweifelsohne besteht reichlich Forschungsbedarf – insbesondere in Zusammenhang mit multiresistenten Keimen, degenerativen Erkrankungen oder Krebs. Dennoch sollte man sich nicht die Chance entgehen lassen, ein verlässliches Mittel zur Hand zu haben, das bei zahlreichen Erkrankungen gute Dienste leisten kann.

Vor allem in den USA sind in den letzten Jahren eine Menge Bücher über das »Wundermittel« Wasserstoffperoxid erschienen. Der Trend schwappt langsam auch in den europäischen Raum über und es ist wahrscheinlich nur eine Frage der Zeit, bis die Medizin der Vergangenheit wieder zu einer Medizin der Zukunft wird und die Beachtung erfährt, die sie verdient.

Grund hierfür sind die vielen Vorteile, die es mit sich bringt. Wasserstoffperoxid ist:

- einfach, günstig und wirkungsvoll, erzeugt keine Allergien und Resistenzen;
- desodorierend, desinfizierend und bei sachgerechter Anwendung wundheilend;
- antibakteriell, antiviral und antimykotisch;
- eine potente Substanz mit großer Wirkungsbreite und ohne Nebenwirkungen;
- schnell, unproblematisch und unkompliziert anzuwenden;
- ein Stoff, der in vielen Fällen eine wirkungsvolle Therapiealternative bietet.

Fazit: Wasserstoffperoxid ist eine faszinierende Substanz, die in jede Hausapotheke gehört!

Wirkeigenschaften von Wasserstoffperoxid

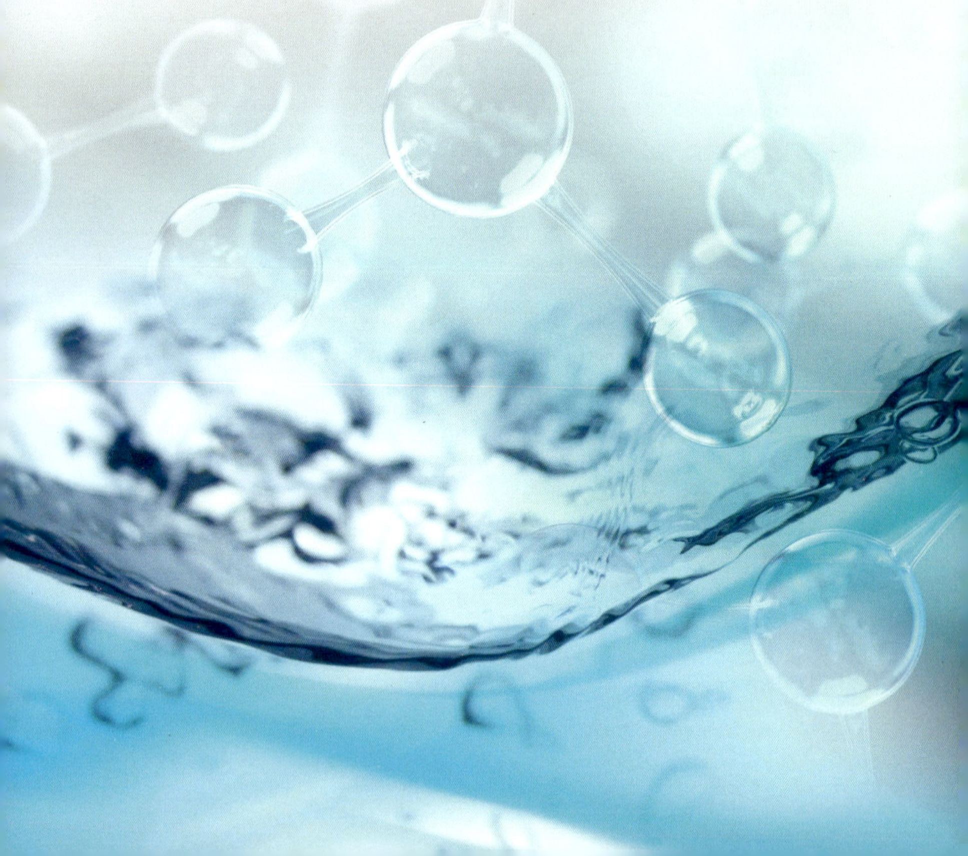

Wasserstoffperoxid wirkt desinfizierend, desodorierend und entzündungshemmend. Es besitzt signifikante antivirale, antibakterielle und pilzhemmende Wirkeigenschaften und eignet sich deshalb hervorragend als Desinfektionsmittel. Außerdem hat es sich aufgrund der genannten Wirkeigenschaften bei der Behandlung von unterschiedlichen Infektionen bewährt.

Im Gegensatz zu Antibiotika konnte bisher keine Resistenzentwicklung bei der Anwendung von Wasserstoffperoxid festgestellt werden. Es ruft nach aktuellem Stand der Wissenschaft auch keine Allergien hervor.

Antimikrobielle Wirkung von Wasserstoffperoxid

Wasserstoffperoxid wird in der Industrie seit Jahrzehnten aufgrund seiner antimikrobiellen Wirkeigenschaften als Desinfektionsmittel eingesetzt. Laufend werden neue Studien durchgeführt, die die potente antimikrobielle Wirkung der Substanz gegen eine Vielzahl von hartnäckigen Erregern belegen.

Das Humane Norovirus stellt in den USA die Hauptursache für Lebensmittelerkrankungen dar. Noroviruserreger befinden sich im Stuhl und im Erbrochenen von Infizierten. Die Ansteckung erfolgt fäkal-oral. Der Kontakt mit Oberflächen, die mit dem Virus kontaminiert sind (etwa aufgrund von Verunreinigungen durch Körperflüssigkeiten) führt zu einer Übertragung. Die hohe Umweltstabilität und Resistenz gegenüber zahlreichen konventionellen Desinfektionsmitteln erfordern eine effektive Inaktivierungsstrategie, um die Verbreitung des Virus unter Kontrolle zu bringen. In einer Studie von Wissenschaftlern der North Carolina State University in Raleigh wurde deshalb die Effizienz zweier kommerzieller Desinfektionsmittel sowie jene von Wasserstoffperoxid (7,5 Prozent) und Chlordioxid (0,2 Prozent) gegen das Humane Norovirus GI.6, GII.4 Sydneystämme sowie das kultivierbare Surrogatvirus Felines Calicivirus (FCV) getestet. Dabei wurden die Substanzen vernebelt. Auf diese Weise können die Desinfektionsmittel auch Kontaminierungen an schwer erreichbaren Stellen erreichen.

Innerhalb von 5 Minuten konnte mithilfe von Wasserstoffperoxid die Menge der GII.4, GI.6 sowie der FCV reduziert werden. Die Studie ergab, dass insbesondere Wasserstoffperoxid eine vielversprechende viruzide Wirkung bei Noroviren besitzt (Montazeri 2017).

Russische Wissenschaftler untersuchten in vitro die Wirkung von Wasserstoffperoxid auf Adenovirus Typ 3 und 6, Adeno-assoziiertes Virus Typ 4, Rhinoviren 1A, 1B und 7, Myxoviren, Influenza A und B, Humanes Respiratorisches Synzytial-Virus und Coronavirusstamm 229E. Es wurden unterschiedliche H_2O_2-Konzentrationen und Expositionszeiten angewendet. 3-prozentiges Wasserstoffperoxid inaktivierte alle in der Studie berücksichtigten Viren innerhalb von 30 Minuten. Am empfindlichsten reagierten das Coronavirus und die

Influenzaviren. Rhinoviren, Adenoviren und das Adeno-assoziierte Virus erwiesen sich hingegen als relativ stabil. Die Autoren kommen wie viele ihrer Kollegen zu dem Schluss, dass sich mit H_2O_2 auf einfache Weise Viren bekämpfen lassen (Mentel' et al. 1977).

In einer weiteren Studie konnte die bakterielle und antivirale Wirkung von 5-prozentigem Wasserstoffperoxid gegen mit Geflügel assoziierte Erreger nachgewiesen werden. Die Forscher der Universität von Arkansas wendeten die Substanz ebenfalls als Vernebelung an. Die sich auf gläsernen Petrischalen befindlichen Bakterienkulturen und Viren wurden direkt sowie indirekt mit Wasserstoffperoxid benebelt.

Das mit infektiöser Laryngotracheitis assoziierte Gallid Herpesvirus 1 wurde mithilfe von Wasserstoffperoxid vollständig deaktiviert. Eine Verminderung der Infektivität wurde bei dem Virus der Newcastle-Krankheit, dem infektiösen Bronchitis-Virus sowie bei dem Vogelgrippevirus beobachtet. Die Empfindlichkeit des aviären Reovirus variierte je nach Methode der Exposition. Eine starke Resistenz wies das mit der infektiösen Bursitis der Hühner assoziierte Virus auf. Bei Gebrauch von 10-prozentigem Wasserstoffperoxid konnte es allerdings vollständig inaktiviert werden.

Escherichia coli und *Staphylococcus aureus* wurden durch das Wasserstoffperoxid vollständig inaktiviert. *Salmonella typhimurium* wurde bei direkter Exposition ebenfalls komplett inaktiviert. Hingegen konnte bei indirekter Exposition nur eine partielle Inaktivierung festgestellt werden (Neighbor et al. 1994).

Aufgrund der vielfach nachgewiesenen bakteriziden (abtötenden) sowie bakteriostatischen (vermehrungshemmenden) wie auch fungiziden oder fungistatischen Wirkeigenschaften von Wasserstoffperoxid wurde zur Behandlung von stark infizierten nekrotischen Wunden einen CAP-Puder (= Carbamid-Perhydrat in stabiler Pudergrundlage) entwickelt, das 10 Prozent Wasserstoffperoxid enthält (Braun und Schmoranzer 1968). Schönborn und Schmoranzer beobachteten nach Anwendung des Puders bei 60 Ulcus-cruris-Patienten die schnelle Beseitigung der Mikroflora. Für die beiden Wissenschaftler war insbesondere die Beeinträchtigung von *Candida albicans* durch den wasserstoffperoxidhaltigen Puder von Interesse (Schönborn und Schmoranzer 1965). Schließlich gelang es Schönborn, eine antimykotische Wirkung (Hemmkraft gegenüber Schimmel- und Sprosspilzen sowie Dermatophyten) durch den Puder zu belegen (Schönborn und Ludewig 1966). Candida-besiedelte Ulcera wiesen bereits nach 22 Stunden keine Hefepilze mehr auf (Braun und Schmoranzer 1968).

Schönborns und Schmoranzers Ergebnisse veranlassten Braun und Schmoranzer, den CAP-Puder als Paste (25–50 Teile CAP-Puder in 75–50 Teilen Glycerol) zur Behandlung von bakteriellen und mykotischen Dermatosen zu testen. Insgesamt wurden 26 stationäre Patienten durchschnittlich 20 Tage lang behandelt. Davon litten zwölf unter einer Epidermophytie pedum sive manuum, zwei unter einer Dermoepidermitis, zwei unter einem mikrobiellen Ekzematid, fünf hatten eine Trichophytie. Ebenfalls befanden sich unter den Probanden ein Patient mit einem Ecthymata, ein Patient mit einer ausgedehnten intertriginösen Soormykose bei Diabetes mellitus, zwei Patienten mit Akroasphyxie und Candida-Besiedlung nach Erfrierung der Hände und ein Patient mit einer Hyperhidrosis pedum. Die Paste wurde auf die betroffenen Hautpartien appliziert. Nachdem die subjektive Kribbelempfindung sowie die Weißverfärbung des Gewebes erfolgt waren, wurde für 24 Stunden ein luftdurchlässiger Schutzverband angelegt. Die Paste verblieb dabei auf der Haut. Die Anwendung wurde täglich durchgeführt.

Die Autoren hoben »die günstige Kombination des bakteriostatischen beziehungsweise fungistatischen Effektes mit der hyperämisierenden Wirkung der Substanz« sowie »das Fehlen einer Sensibilisierung« hervor. Sie betrachten das Präparat als erfolgsversprechend bei Dermatosen und sehen es als »eine Bereicherung des externen Arzneimittelschatzes« (Braun und Schmoranzer 1968).

Im Zuge ihrer *Untersuchungen über die Beziehung zwischen antimykotischer Wirksamkeit von Wasserstoffperoxid und Pilz-Katalaseaktivität* fanden Schönborn und Ludewig heraus, dass die Empfindlichkeit von Pilzen gegenüber Wasserstoffperoxid steigt, je niedriger ihre Katalaseaktivtät ausfällt. Dabei zeigte sich eine starke Beeinträchtigung von *Trichophyton rubrum* durch H_2O_2. Hingegen erwiesen sich *Aspergillus niger* und *Candida albicans* vergleichsweise als geringer empfindlich. Trotzdem ist die Hemmung des Wachstums von *Candida albicans* unter Einwirkung von hochprozentigem Wasserstoffperoxid-Lösungen in vitro sowie in menschlichen und tierischen Hautwunden signifikant (Schönborn und Ludewig 1968).

Die antimykotische Wirkung von Wasserstoffperoxid ist auch in der Zahnmedizin von hohem Interesse. Ein Grund dafür ist unter anderem die Präsenz von *Candida albicans* auf Prothesenkunststoffen, die mit Entzündungen der Mundschleimhaut in Verbindung gebracht wird. Aus diesem Grund haben brasilianische Wissenschaftler die antimykotische Wirkung von unterschiedlichen Mitteln (darunter auch Wasserstoffperoxid) bei 60 Proben von mikrowellengehärtetem Acrylharz getestet, das zuvor mit *Candida albicans* kontaminiert wurde. In der In-vitro-Studie wurde die potente Wirkung von Wasserstoffperoxid gegen *Candida albicans* nachgewiesen (Montagner et al. 2009).

Die Konzentration und die Zusammensetzung der Pilzflora in Wasserleitungen zahnärztlicher Behandlungsgeräte wurden von einer Wissenschaftlerin des Departments für Kinderzahnheilkunde der Medizinischen Universität Lublin untersucht. Zu diesem Zweck wurden mehrere Wasser- und Biofilmproben von den Geräten vor und nach der Desinfektion mit einem wasserstoffperoxidhaltigen Desinfektionsmittel entnommen. Die untersuchten Proben enthielten *Candida albicans* und *Candida curvata*. Daneben wurden auch nachfolgende Arten identifiziert: *Aspergillus amstelodami, Aspergillus fumigatus, Aspergillus glaucus, Aspergillus* (= *Eurotium herbari-*

orum) repens, Citromyces spp., Geotrichum candidum, Penicillium (glabrum) frequentans, Penicillium pusillum, Penicillium turolense und Sclerotium sclerotiorum (Sclerotinia sclerotiorum). Nach der Desinfektion mit Wasserstoffperoxid konnte eine signifikante Reduzierung der Pilzarten in ihrer Gesamtheit sowie innerhalb der einzelnen Arten festgestellt werden (Szymańska 2006).

Auch andere Autoren setzten sich mit der Wirkung von Wasserstoffperoxid als antimykotisches Desinfektionsmittel auseinander. In diesem Zusammenhang ist nachfolgende Studie besonders erwähnenswert: AHP, ein hoch effektives Wasserstoffperoxid *(Accelerated Hydrogen Peroxide),* ist eine weltweit patentierte Desinfektionstechnologie, die sowohl für den kommerziellen Gebrauch wie auch für den Privatgebrauch vertrieben wird und als antimykotisch gekennzeichnet ist. Diese Tatsache führte zu der Überlegung, die pilzhemmende Wirkung des Peroxids gegen *Microsporum* und *Trichophyton spp.* zu untersuchen. So haben Wissenschaftler der University of Wisconsin-Madison in einer Studie drei gebrauchsfertige Produkte und drei Konzentrate (als Lösungen von 1:8, 1:16 = empfohlene Lösung und 1:32) getestet. Bei einem der Produkte handelte es sich um ein Desinfektionsmittel für chirurgische Instrumente. Zur Kontrolle wurden steriles Wasser, Natriumhypochlorit (1:32 Lösung) und 3-prozentiges Wasserstoffperoxid angewendet. Die Konidiensuspensionen enthielten *Microsporum canis, M. gypseum* oder *Trichophyton spp.* und wurden mit einer 1:10-Lösung getestet. Die Desinfektionslösungen wurden ebenfalls bei isolierten infektiösen Sporensuspensionen des Erregers *M. canis* einer unbehandelten Katze und des Erregers *T. erinacei* eines unbehandelten Igels getestet (Sporen: Desinfektionslösung 1:10, 1:5 und 1:1). Auf den unbehandelten Kontrollplatten befanden sich unzählige Kolonien. Hingegen hemmten sowohl das hocheffektive Wasserstoffperoxid als auch das für den Haushalt geeignete Wasserstoffperoxid das Wachstum der Pathogene in den Konidien (1:10-Lösung) und der Sporenspensionen (1:10-, 1:5- und 1:1-Lösung) (Moriello und Hondzo 2014).

Wasserstoffperoxid und Wundheilung

Die Förderung der Wundheilung durch Wasserstoffperoxid ist heutzutage umstritten. Wenngleich die antiseptische Wirkung von Wasserstoffperoxid bereits im 19. Jahrhundert geschätzt wurde und es seitdem bis heute erfolgreich zur Wundbehandlung eingesetzt wird, teilen sich die Meinungen über den Vorzug der Substanz für diesen Zweck. Während H_2O_2 von einigen als veraltet oder gar obsolet abgetan wird (Braun 2003), betrachten es wiederum andere als bewährtes Mittel zur Wundreinigung. Doch was sagt die Forschung dazu?

Sekundär infizierte Wunden wurden bereits während des ersten Weltkriegs aufgrund der desodorierenden, antibakteriellen und durchblutungsfördernden Wirkung erfolgreich mit Wasserstoffperoxid in Pulverform oder in Salben behandelt. Über die eigentliche

Wirkung der Substanz war man sich damals nicht im Klaren (Braun und Schmoranzer 1967). Die üblicherweise verwendete Salbe bestand aus einer Verbindung aus Carbamid (Harnstoff) und Wasserstoffperoxid und war dadurch unbegrenzt haltbar (Schläpfer 1917). Das Perhydrit-Pulver enthielt 34–35 Prozent Peroxid und ebenfalls Karbamid (Pichler 1915).

In den späten 1950er- und den frühen 1960er-Jahren legten Forschungen dar, dass die Weißfärbung der Haut auf Gasblasen in Kapillaren und Gewebe zurückzuführen ist und kein Indiz für eine Verätzung ist. Darüber hinaus wurde belegt, dass bei atrophischer Haut eine Resorption der Talg- und Schweißdrüsen erfolgt und intakte Haut in der Lage ist, Wasserstoffperoxid zu resorbieren. Ebenfalls konnte geklärt werden, dass H_2O_2 durch Kontakt mit Peroxidasen und Katalase im Gewebe nach Durchdringung der Epidermis in hochaktiven, atomaren Sauerstoff und Wasser zersetzt wird. Hierbei entsteht ein Druck, der den Sauerstoff in die Kapillaren und das Gewebe befördert. Während dieses Prozesses kommt es zunächst zur Weißfärbung der Haut. Ebenfalls treten Kältegefühl und Kribbeln auf. Anschließend erfolgt eine verstärkte Durchblutung (reaktive Hyperämie), die ein Gefühl von Wärme und auch eine Rötung verursacht (Braun und Schmoranzer 1967; Hauschild et al. 1958; Sprung et al. 1960).

Forscher der Harvard-Universität in Boston haben im Versuch mit Zebrafischen herausgefunden, dass sich die Konzentration von Wasserstoffperoxid im umliegenden Gewebe bei Verletzungen vermehrt und die Wundheilung fördert. Das H_2O_2 alarmiert die Immunabwehr, bestehend aus den Leukozyten (weiße Blutkörperchen), die sich dann zur betroffenen Region aufmachen. Zusätzlich kommt hier die antimikrobielle Wirkung des Wasserstoffperoxids ins Spiel, die pathogenen Eindringlingen den Garaus macht (Niethammer et al. 2009).

Wasserstoffperoxid nimmt eine bedeutende Rolle im kontrollierten Prozess der Wundheilung ein (Zhu et al. 2017). Es tötet nicht nur Mikroorgansimen ab, sondern fungiert auch als Signalmolekül, das eine Antwort von Effektorzellen stimuliert (Vliet und Janssen-Heininger 2014). Darüber hinaus reguliert Wasserstoffperoxid die Genexpression auf unterschiedliche Weise (Marinho et al. 2014).

Der biologische Effekt von Wasserstoffperoxid während der Wundheilung ist allerdings dosisabhängig. So entfaltete H_2O_2 in hoher Konzentration seine starke Fähigkeit der Oxidation, um verletztes Gewebe zu desinfizieren. In vergleichsweise niedriger Konzentration fördert Wasserstoffperoxid die Entfernung von Zellen und Pathogenen. Darüber hinaus fördert es die Sekretion der Zytokine, was eine Regenerierung des Gewebes unterstützt (Loo et al. 2012; Loo und Halliwell 2012; Ito et al. 2013).

Zhu et al. schlussfolgern in ihrer Studie über die Wirksamkeit von Wasserstoffperoxid als Wundheilmittel, dass die dynamischen Veränderungen, die durch Wasserstoffperoxid im verletzten Gewebe hervorgerufen werden, durchaus eine günstige Wirkung haben. Allerdings fördert H_2O_2 oxidativen Stress und lindert gleichzeitig die Entzündung. Das macht die Substanz zu einem bidirektionalen Entzündungsregulator. Eine unkontrollierte Wasserstoffperoxid-Generierung führt zu einer chronischen Entzündung, die schließlich die Wundheilung herauszögert (Zhu et al. 2017).

Wirkungen und Anwendungen

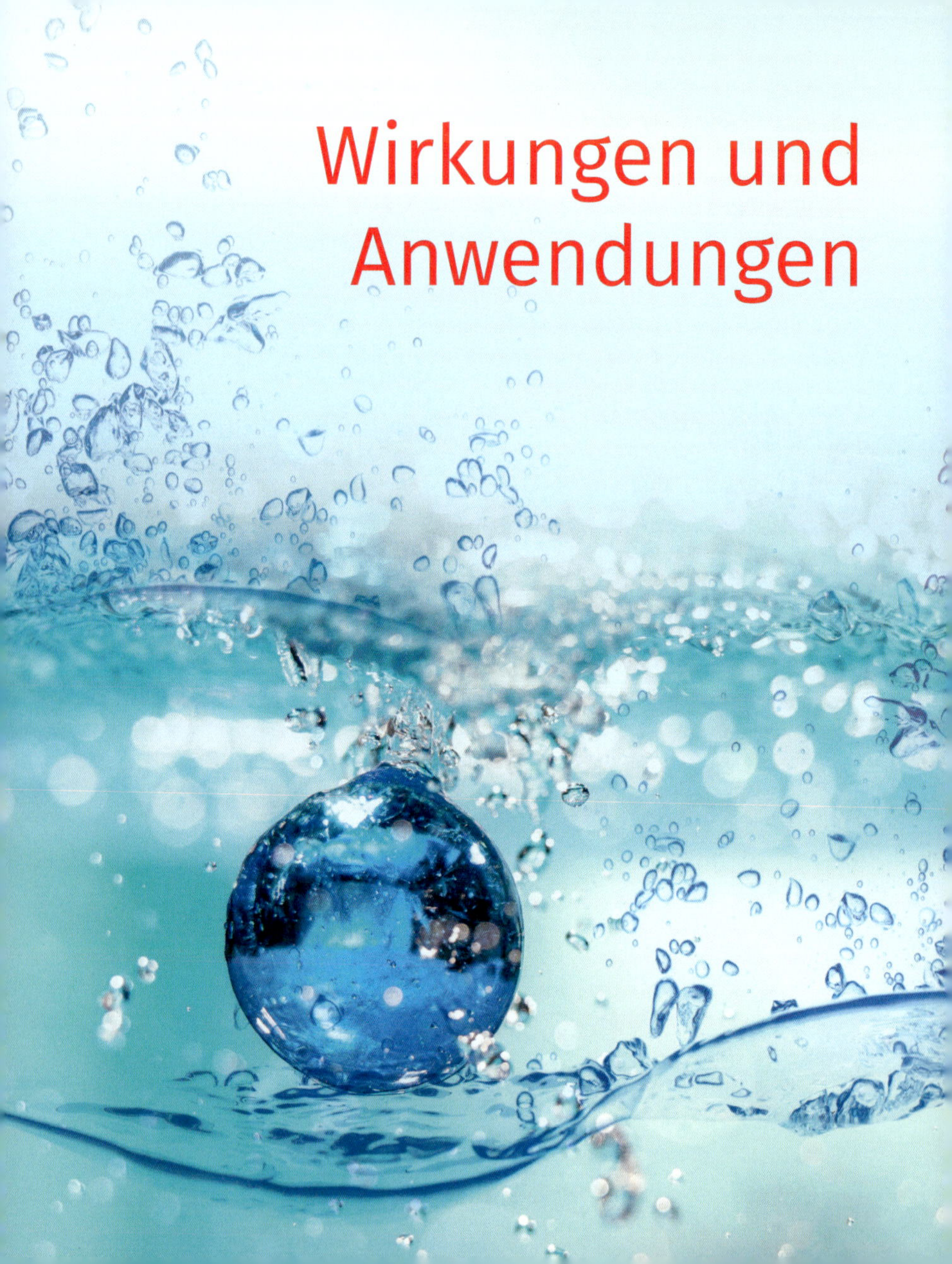

Der Organismus kann Sauerstoff auf natürliche Weise aus der Luft über die Lungen und die Haut aufnehmen. Ebenso ist die Aufnahme über das Verdauungssystem etwa über bestimmte Nahrungsmittel wie Obst möglich. Zu therapeutischen Zwecken kann Sauerstoff zusätzlich in Form von Wasserstoffperoxid oral sowie epikutan angewendet werden. Eine direkte Beförderung ins Blut ist per In-vitro-Gabe möglich. Ebenso kann die Applikation durch Injektion oder Inhalation erfolgen.

Die Wirkungen von Wasserstoffperoxid lassen sich auf die Bereitstellung von Sauerstoff zurückführen. Ein weiterer Effekt ist die Oxidationswirkung der Substanz, die Mikroben während der Bildung von aktivem Sauerstoff eliminiert – vorausgesetzt, H_2O_2 wird in der erforderlichen Konzentration angewendet. Wasserstoffperoxid wirkt allerdings nur vorübergehend, da es sich relativ schnell abbaut und in Wasser und Sauerstoff zerfällt. Um eine optimale Wirkung und einen gesundheitsfördernden Nutzen zu erzielen, sollten die empfohlenen Konzentrationshinweise berücksichtigt werden.

Wichtiger Hinweis

Generell sollte jede Behandlung – egal ob innerlich oder äußerlich – im Vorfeld mit einem Arzt abgesprochen werden! Darüber hinaus sollte den Hinweisen zu Aufbewahrung, Schutzmaßnahmen und Risiken (siehe S. 59 ff.) unbedingt Folge geleistet werden.

Atmen Sie tief durch

Frische Luft ist wichtig für Gesundheit und Wohlbefinden. Sie unterstützt die Heilung nahezu aller Erkrankungen. Noch besser ist Bewegung an der frischen Luft, da so noch mehr Sauerstoff in die Lungen gelangt, der von dort aus in den Blutstrom und zu jeder Zelle des Körpers transportiert wird. Gleichzeitig geben die Lungen Kohlenstoffdioxid aus dem Blut in die Luft wieder ab.
Regelmäßige Atemübungen verbessern den Sauerstofftransport, stärken die Lungen, fördern den Stoffwechsel und die Ausleitung von Toxinen.

Atemübung 1: Bauchatmung

- ▷ Legen Sie sich entspannt auf den Rücken, oder setzen Sie sich aufrecht auf einen Hocker.
- ▷ Nun platzieren Sie beide Hände auf dem Bauch und atmen langsam durch die Nase tief und gezielt in den Bauch ein, der sich dabei wölbt und die Hände anhebt.
- ▷ Dann atmen Sie mit leicht geöffnetem Mund wieder aus (als würden Sie eine Kerze auspusten). Atmen Sie so einige Male ein und aus.

Atemübung 2: Brustatmung

- ▷ Legen Sie sich entspannt auf den Rücken, oder setzen Sie sich aufrecht auf einen Hocker.
- ▷ Legen Sie Ihre Hände auf der Brust ab, und atmen Sie tief durch die Nase in den Brustkorb ein. Der Brustkorb hebt sich dabei an.
- ▷ Dann atmen Sie mit leicht geöffnetem Mund wieder aus (als würden Sie eine Kerze auspusten).
- ▷ Atmen Sie so einige Male ein und aus.

Sachgerechte Aufbewahrung

- Bewahren Sie Wasserstoffperoxid in Kunststoffbehältern auf, da diese flexibler als Glas sind und im Falle eines Platzens weniger Gefahr besteht.
- Aufbewahrungsbehälter sollten dicht (aber nicht gasdicht) verschlossen sein, um den Eintritt von Verunreinigungen zu vermeiden. Informieren Sie sich am besten bei Ihrem Anbieter über geeignete Aufbewahrungsbehälter.
- Verwenden Sie lediglich Behälter mit Überdrucksicherung.
- Bewahren Sie Wasserstoffperoxid an einem dunklen, kühlen, gut gelüfteten Ort (unter 15 °C) auf und schützen Sie es vor Hitze. Beachten Sie hierbei die vom Hersteller empfohlene Lagertemperatur.
- Setzen Sie den Behälter nicht dem direkten Sonnenlicht aus.
- Lagern Sie Wasserstoffperoxid nicht in der Nähe von brennbaren Stoffen oder Nahrungsmitteln.
- Bewahren Sie die Chemikalie unzugänglich für Kinder auf. Beschriften Sie den Aufbewahrungsbehälter, damit die Substanz nicht verwechselt wird oder versehentlich in falsche Hände gelangt.

Kontraindikationen & Nebenwirkungen

Wasserstoffperoxid ist kontraindiziert bei aktuell ulzeröser Gingivitis und Parodontitis. Ebenso wird Patienten mit Organtransplantaten der Gebrauch der Substanz nicht empfohlen, da aufgrund der immunstimulierenden Wirkung die Gefahr einer Abstoßungsreaktion besteht. Nebenwirkungen wurden bisher nicht nachgewiesen.

Erste-Hilfe-Maßnahmen

- **Nach Verschlucken:** Unverdünntes oder wenig verdünntes Wasserstoffperoxid darf nicht getrunken werden, da es neben Verätzungen im schlimmsten Fall zu Schaumbildung im Magen kommen kann, was Atemstillstand und damit Tod durch Ersticken zur Folge haben kann. Sofern dies versehentlich doch passiert, sollte unmittelbar ein Notarzt alarmiert werden und viel Wasser oder Milch in kleinen Schlucken nachgetrunken werden. Erbrechen vermeiden.
- **Bei Augenkontakt:** Die Lösung darf nicht mit den Augen in Kontakt kommen. Es besteht Erblindungsgefahr! Sofern das dennoch passiert, die Augen sofort mindestens 15 Minuten bei gespreizten Lidern mit fließendem Wasser abspülen. Unmittelbar einen Augenarzt kontaktieren.
- **Bei Hautkontakt** mit 35-prozentigem Wasserstoffperoxid muss die betroffene Stelle sofort mit reichlich Wasser abgewaschen werden. Es empfiehlt sich zudem das Abtupfen mit Polyethylenglykol 400.

- **Nach Einatmen:** Das Einatmen der Dämpfe beziehungsweise Aerosole höherer Konzentrationen (ab Konzentrationen von 8 Prozent) ist unbedingt zu vermeiden. Betroffene müssen sofort an die Frischluft gebracht werden und ein Arzt sollte alarmiert werden.

Schutzmaßnahmen und Risiken

- Bitte beachten Sie vor der Anwendung von Wasserstoffperoxid die Anweisungen auf der Flasche oder fragen Sie Ihren Arzt oder Apotheker.
- 35-prozentiges Wasserstoffperoxid darf aufgrund der Verätzungsgefahr unter keinen Umständen unverdünnt gebraucht werden. (Es wird in der Regel nicht an Privatpersonen abgegeben.)
- Nicht stabilisierte Lösungen über 12 Prozent können bei Erwärmungen explodieren. Ebenso besteht Explosionsgefahr bei Kontakt mit Metallen (insbesondere mit solchen in Pulverform wie beispielsweise Aluminium, Magnesium, Zink, Eisen), Alkalimetallen und Metalloxiden. Auch ist der Kontakt mit Aminen, Hydrazin, Ammoniak, Kohlenstoff, Aldehyden, Alkoholen, Hydriden, brennbaren Stoffen und Oxidationsmitteln (beispielsweise Permanganate) sowie mit Anhydriden, Ethern und Säuren zu vermeiden. Gleiches gilt für organische Stoffe beziehungsweise Flüssigkeiten (beispielsweise Aceton oder Methenamin), da es bei Kontakt zur Bildung explosionsfähiger Peroxide kommen kann.

- Wasserstoffperoxid ist ein brandförderndes Mittel. Vermeiden Sie deshalb unbedingt Kontakt mit brennbaren Stoffen.
- Konzentrationen bis zu 8 Prozent wirken nur schwach reizend. Das Einatmen höher konzentrierter Lösungen kann allerdings Verätzungen der Atemwege, Lungenentzündung oder Lungenödem verursachen. Sofern Sie mit Lösungen ab 8 Prozent arbeiten, müssen Schutzmaßnahmen wie geeignete Atemmasken (Voll- oder Halbmasken mit Partikelfilter NO-P3 oder ein Kom-

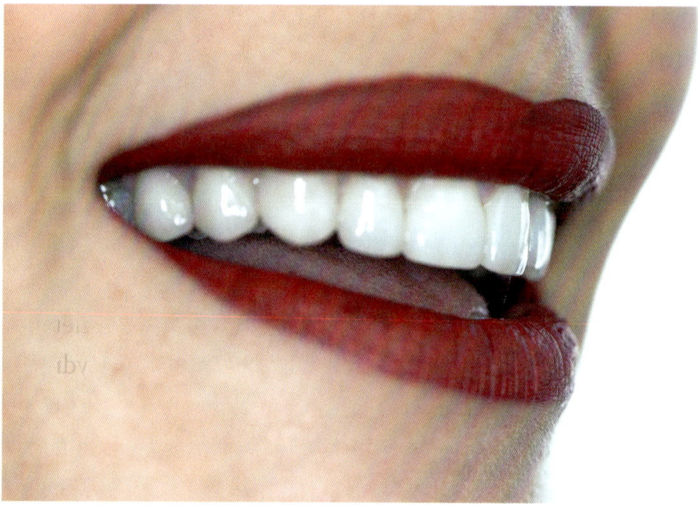

Beim Aufhellen der Zähne mit Wasserstoffperoxid können Nebenwirkungen auftreten. Die entsprechenden Beschwerden sind aber nicht von Dauer.

binationsfilter CO-P3), Handschuhe aus Materialien wie beispielsweise Latex, Kautschuk oder Polychloropren sowie Laborschutzbrille mit Seitenschutz und oberer Augenraumabdeckung ergriffen werden.

- Bei der Anwendung der Wasserstoffperoxid-Lösung auf der Haut sollte zunächst nur eine kleine Menge Wasserstoffperoxid auf die gereinigte Haut gegeben werden, um die Verträglichkeit zu testen.
- Reste höher konzentrierter Lösungen als 6 Prozent unbedingt bei einer Schadstoffsammelstelle oder Schadstoffmobil abgeben, nicht in die Kanalisation gießen!
- Wasserstoffperoxid bleicht Haut und Körperhärchen, sofern es nicht unmittelbar gründlich abgewaschen wird. Dies gilt auch für Textilien und andere Materialien.
- Beim Aufhellen der Zähne mit Wasserstoffperoxid können Füllungen angegriffen werden. Gleiches gilt für Zahnersatz. Manchmal können sich im Mundraum Wärmeempfindlichkeiten sowie Reizungen ergeben. Nach wenigen Tagen legen sich diese Beschwerden allerdings von selbst wieder. Trotzdem sollten Sie in einem solchen Fall sicherheitshalber einen Arzt aufsuchen.
- Gelegentlich entwickeln Anwender innerhalb der ersten drei Behandlungen mit Wasserstoffperoxid eine Jarisch-Herxheimer-Reaktion. Hierzu kommt es durch den massiven Zerfall großer Mengen von Bakterien aufgrund der Einnahme von Wasserstoffperoxid, es werden Endotoxine freigesetzt. Dies macht sich durch wandern-

de Schmerzen, Durchfall, Übelkeit, Frösteln (ohne das Auftreten von Fieber) sowie manchmal Kopfweh bemerkbar. Die Symptome können mit bestimmten Mitteln gelindert werden. Ein Therapieabbruch ist nicht notwendig, allerdings kann die Dosierung reduziert werden (Douglass 2003).

- Hochkonzentriert hat Wasserstoffperoxid eine toxische Wirkung auf Fische und Plankton. Bei Forellen besteht eine Giftwirkung bereits bei 40 Milligramm 100-prozentigem Wasserstoffperoxid pro 1 Liter Wasser. (Ansonsten beträgt die Störungsschwelle für Fischnährtiere > 2500 Milligramm pro Liter.)

Wichtige Hinweise für alle genannten Anwendungen

- 35-prozentiges Wasserstoffperoxid ist stark ätzend und reizend. Es hat im Haushalt nichts zu suchen.
- Wenn Sie keine Erfahrung mit Wasserstoffperoxid haben, verwenden Sie bei allen genannten Anwendungen zu Beginn lediglich Wasserstoffperoxid-Konzentrationen von maximal 0,5–1 Prozent und steigern dann die Dosierung sukzessive bis auf die empfohlene Konzentration. So tasten Sie sich schonend heran und können auf diese Weise problemlos die Verträglichkeit testen.

Innerliche Anwendungen

Was die orale Einnahme von Wasserstoffperoxid betrifft, scheiden sich die Geister. Es gibt ebenso viele Befürworter wie Gegner. Bei der oralen Einnahme von Wasserstoffperoxid ist in jedem Fall extreme Vorsicht geboten. Eisen, Ascorbat und Fette wandeln Wasserstoffperoxid im Magen in sehr reaktive freie Superoxidradikale um (Meyer 1981). Diese können die Magenschleimhaut schwerwiegend beschädigen und sind wahrscheinlich wesentliche Faktoren für die Entwicklung von degenerativen Erkrankungen. Bei Versuchen wurde Mäusen H_2O_2 in mitunter geringer Dosierung oral appliziert. Die Labortiere entwickelten daraufhin innerhalb von drei Wochen Erosionen der Magenschleimhaut, Tumore und in einigen Fällen sogar Krebs (Douglass 2003).

Insbesondere bei oraler Einnahme sollte nur auf Lösungen zurückgegriffen werden, die keine Stabilisatoren enthalten und damit lebensmitteltauglich sind. Die nachfolgenden Erörterungen verschiedener Autoren verweisen auf den Gebrauch 35-prozentiger Lösungen. Da deren Einsatz bei unsachgemäßer Anwendung zu schwerwiegenden gesundheitlichen Folgen führen kann und diese in der Regel nicht an Privatpersonen abgegeben werden, betrachten Sie die Ausführungen zu den Rezepturen bitte nicht als Handlungsempfehlung. Donsbach bevorzugt für die orale Einnahme eine Wasserstoffperoxid-Magnesium-Rezeptur. Er schlägt die Gabe von jeweils

1–4 Teelöffeln nach dem Aufstehen und vor dem Zubettgehen vor. Die Dosierung entspricht 20–80 Tropfen von 35-prozentigem Wasserstoffperoxid (Donsbach 1993).

Zur allgemeinen Gesundheitsförderung werden gemäß Baker 1–3 Tropfen Wasserstoffperoxid (35-prozentig) in ein Glas mit aufbereitetem Trinkwasser gegeben. Die Mischung wird dreimal täglich getrunken. Bei Bedarf kann die Dosis schrittweise auf bis zu 8 Tropfen erhöht werden. Zur Behandlung von degenerativen Erkrankungen empfiehlt Baker (1993) bis zu 25 Tropfen dreimal täglich, bis Besserung eintritt. Candidose-Patienten sollen die Kur mit nur 1 Tropfen pro Glas Wasser beginnen (siehe S. 89) (Baker 1996).

Hinweis: Im Magen setzt das Wasserstoffperoxid Sauerstoff frei, sobald es mit Keimen in Kontakt kommt. Hierdurch kann es zu Un-

Wichtiger Hinweis zur oralen Einnahme

- Die orale Einnahme von Wasserstoffperoxid ist umstritten. Während einige Experten vehement davon abraten, betrachten andere diese Art der Einnahme als bedenkenlos.
- Die orale Einnahme von Wasserstoffperoxid-Lösungen erfolgt lediglich in Kombination mit Wasser. Flüssigkeiten wie Säfte oder Limonaden hemmen die Heilwirkung durch Oxidation.
- Um die Gefahr der Umwandlung von Wasserstoffperoxid in freie Superoxidradikale zu verringern, wird die orale Einnahme auf nüchternen Magen empfohlen (½ Stunde vor und 3 Stunden nach dem Essen).

wohlsein und Gasentwicklung kommen. Laut Baker (1993) kann der Verzehr von etwas Obst 30–45 Minuten nach der Einnahme Abhilfe schaffen und die Symptome lindern.

Ausgewogene Ernährung für mehr Sauerstoff und ein Plus an Gesundheit

Frische Früchte und Gemüse sind reich an Ballaststoffen, die wichtig für die Darmgesundheit sind. Darüber hinaus enthalten sie in ihrem Rohzustand einen besonders hohen Anteil an Vitaminen, sekundären Pflanzenstoffen und anderen wichtigen Bestandteilen. Diese gehen meist beim Garen und Kochen verloren. Gleiches gilt für den in diesen Lebensmitteln enthaltenen Sauerstoff sowie für Enzyme, die für die Verdauung und Verwertung der Speisen notwendig sind. Aus diesem Grund rät Elisabeth Baker (1996) zum vermehrten Verzehr von Rohkost. Unter Rohkost versteht man alle Nahrungsmittel, die nicht höher als 48 °C erhitzt wurden.

Einige Aspekte sprechen für Rohkost. Bis auf wenige Ausnahmen (Auberginen, Kartoffeln, getrocknete Hülsenfrüchte) kann man die meisten Gemüsesorten roh verzehren. In welchem Grad und ob diese Ernährung überhaupt merklich die Sauerstoffsättigung im Organismus ankurbelt, ist nicht gesichert. Fest steht allerdings, dass Mineralstoffmangel Sauerstoffmangel im Organismus verursacht. Gemüse und Obst (roh oder gekocht) enthalten reichlich Mineralstoffe, die die Bildung von Toxinen hemmen. Das spart wertvollen Sauerstoff.

Mineralstoffmangel vermindert die Kapazität des Sauerstofftransports im Blut und beeinflusst die Verdauung ungünstig. Wiederum führt eine schlechte Verdauung zur Bildung von antagonistischen Ablagerungen, die durch Sauerstoff aus dem Körper entfernt werden (Donsbach 1993). Aus diesem Grund sollte auf eine ausgewogene Ernährung, die eine ausreichende Vitamin- und Mineralstoffzufuhr garantiert, geachtet werden. Daneben ist auch übermäßiges Essen von Nachteil, da es zu Sauerstoffmangel beitragen kann. Zum einen wird dadurch mehr Sauerstoff für die Verdauungsprozesse benötigt, zum anderen kommt es zu einem Überschuss an toxischem Stoffwechselabfall, der abgebaut werden muss (Donsbach 1993).

Äußerliche Anwendungen

Einige im Folgenden angeführte Rezepturen gebrauchen 35-prozentiges Wasserstoffperoxid als Ausgangskonzentration für weitere Verdünnungen. Grund hierfür ist, dass in solchen Fällen das in der jeweils genannten Quelle genutzte »Originalrezept« zitiert wird. Greifen Sie dennoch immer auf niedrigere Ausgangskonzentrationen zurück. Beispielsweise leisten 3-prozentige Wasserstoffperoxid-Lösungen gute Dienste. Sie sind problemlos in Apotheken und gut sortierten Drogerien erhältlich. Die Dosierung muss dabei allerdings entsprechend angepasst werden.

Einreibung für eine bessere Sauerstoffbalance

Reiben Sie die Haut mit einer 3-prozentigen Wasserstoffperoxid-Lösung ein. Auf diese Weise wird die Sauerstoffbalance im Körper optimiert (Baker 1993). Die Lösung lässt sich auch mithilfe einer Sprühflasche auf die Haut sprühen und dann einmassieren (LeBeau 1988).

Medizinische Anwendungen

Wasserstoffperoxid ist scheinbar die Superwaffe im Kampf gegen zahlreiche Erkrankungen und Beschwerden. Es bietet eine Vielzahl von praktischen Anwendungsmöglichkeiten bei zahlreichen Virus-, Pilz- sowie Bakterieninfektionen. Ebenso eignet sich die Substanz zur Behandlung von entzündlichen Krankheiten, Herz-Kreislauf-Erkrankungen und seelischen Leiden.

Dennoch ersetzt die sachgerechte Behandlung mit Wasserstoffperoxid nicht den Gang zum Arzt und sollte in jedem Fall im Vorfeld mit dem behandelnden Mediziner abgesprochen werden.

Bei den nachfolgenden Anwendungen handelt es sich lediglich um richtungsweisende Therapiemethoden, die individuell an die Schwere der Erkrankung angepasst werden müssen. Sie erheben deshalb keinen Anspruch auf Wirksamkeit.

Einlauf und Darmspülung

Einläufe und Darmspülungen entgiften, befreien von Schlacken und vermitteln weitere gesundheitsfördernde Effekte. Sie wirken verdauungsfördernd, sollen Fieber, Allergien, Asthma, Kopfschmerzen, Arthritis und das Immunsystem günstig beeinflussen. Darüber hinaus sollen Darmspülungen das allgemeine Wohlbefinden fördern.

Donsbach warnt vor der Anwendung von 35-prozentigem Wasserstoffperoxid bei Darmspülungen (Einläufen), da in der Folge Blutungen und Gewebeschäden im Darm auftreten können. Ebenso können dadurch Darmgeschwüre und Entzündungen verursacht werden (Douglass 1992). Aufgrund der hohen Bakterienladung im Darm kann es durch das Applizieren von Wasserstoffperoxid zu einer starken Oxidation kommen und die empfindlichen Schleimhäute können beschädigt werden. Auch Blutungen sind möglich. Aus diesem Grund ist hier bei einer Anwendung äußerste Vorsicht geboten. Maximal 15 Tropfen der 35-prozentigen Lösung sollten laut Autor pro Liter Wasser verwendet werden. Baker (1996) rät, 0,2 bis maximal 0,4 Liter 3-prozentiges Wasserstoffperoxid auf 19 Liter lauwarmes Wasser zu gebrauchen. Auf keinen Fall sollte die Dosierung erhöht werden.

Atemwege und Ohren

Bei Entzündungen der Atemwege und Ohren werden die damit in Verbindung stehenden Keime durch das Wasserstoffperoxid abgetötet. Zusätzlich sorgt die Substanz hier für eine rasche Heilung. Einige Berichte weisen darauf hin, dass Wasserstoffperoxid nicht nur aufgrund seiner entzündungshemmenden Wirkung einen günstigen Effekt bei Atemwegserkrankungen hat.

Es wird ebenfalls davon ausgegangen, dass der applizierte Sauerstoff den in den Atemwegen sitzenden Schleim durch die Luftwege herausbefördert und so die Funktion der Atemwege verbessert. Besonders bei Asthma, COP, Bronchitis und Erkältungen erweist sich dieser Umstand als günstig.

Asthma und chronisch obstruktive Lungenerkrankung COPD

Asthma ist eine chronisch entzündliche Erkrankung der Atemwege. Sie ist psychosomatisch oder allergisch bedingt. Umweltfaktoren oder Zigarettenrauch beeinflussen die Erkrankung.

Seelische Probleme wie Kummer oder übermäßiger Stress beeinträchtigen die körperliche Abwehr und fördern so die Entwicklung von psychosomatischem Asthma. Für allergisches Asthma zeigen sich Allergene verantwortlich, die das Abwehrsystem schwächen. Sie rufen beim Allergiker eine übermäßige Abwehrreaktion hervor, die unter Umständen lebensbedrohliche Ausmaße annehmen kann.

Bei einem Asthmaanfall verengen sich die Bronchien, die Schleimhaut in den Bronchien schwillt an und es bildet sich zäher Schleim. In der Folge kommt es zu Hustenanfällen, pfeifendem Atemgeräusch, Husten, Engegefühl in der Brust, Kurzatmigkeit und Atemnot.

Bei COPD (*chronic obstructive pulmonary disease* = chronisch obstruktive Lungenerkrankung) handelt es sich um eine chronische Lungenerkrankung, die im Volksmund häufig als Raucherhusten bezeichnet wird. Tatsächlich zählt passives sowie aktives Rauchen auch zu den Hauptursachen der Erkrankung. Die Atemwege sind hier dauerhaft verengt und entzündet. Mit einer COPD wird unter anderem eine chronische Bronchitis assoziiert, die häufig durch Viren und seltener durch Pilze oder Bakterien verursacht wird. Darüber hinaus begünstigen eingeatmete Schadstoffe, Umweltfaktoren sowie Nikotinkonsum die Entwicklung der Erkrankung. Bei einer Bronchitis ist die Bronchialschleimhaut akut oder chronisch entzündet. Typische Symptome sind heftiger Husten mit Auswurf, Fieber, Heiserkeit, Gliederschmerzen und erhöhte Schleimproduktion.

Der US-amerikanische Arzt und Forscher Charles H. Farr verabreichte einer COPD-Patientin, die laufend hustete, dabei gelben Auswurf präsentierte sowie bläuliche Lippen hatte, einmal wöchentlich über einen Zeitraum von 6 Wochen intravenöses Wasserstoffperoxid. Einige Minuten nach Beginn der Gabe verschlimmerte sich der Husten. Farr erklärte den Effekt damit, dass der injizierte Sauerstoff den Schleim durch die Luftwege herausbefördert. Der aufsteigende Schleim führt zu einer Irritation des Bronchialsystems und verursacht Husten, durch den der Schleim katapultartig aus dem Körper befördert wird. Nach 6 Wochen Behandlung verbesserte sich die Lungenfunktion der Patientin signifikant, und sie konnte wieder in

Vollzeit arbeiten gehen. Um den Zustand aufrechtzuerhalten, erfolgten weitere Behandlungen im Abstand von 4–6 Wochen. Neben den COPD-Symptomen legten sich zusätzlich weitere Beschwerden und Erkrankungen der Patientin (chronische Diarrhö, Arthritis und Muskelschmerzen) (Douglass 2003).

Marchand weist in Bezug auf COPD auf die potente Wirkung seines Hydrozones und Glycozones (Marchand stellte reines 9- sowie 30-prozentiges Wasserstoffperoxid her und vertrieb es unter der Bezeichnung Hydrozone (Gartz 2017).

Anwendung 1

1- bis 3-prozentige Wasserstoffperoxid-Lösung in eine Sprühflasche geben, zweimal am Tag die Atemwege damit besprühen. Die Anwendung gleicht der eines Asthmasprays: Vor dem Sprühen ausatmen und anschließend sechs Sprühstöße anwenden (Gartz 2017).

Im Akutfall

Anwendung 1 (siehe oben) alle 2 Stunden durchführen (Gartz 2017).

Anwendung 2

Geben Sie 0,3-prozentiges Wasserstoffperoxid in einen Kaltverdunster. Vor allem nachts während des Schlafs empfiehlt sich diese Anwendung, die das Atmen erleichtert (Gartz 2017).

Bronchitis

Bei Bronchitis handelt es sich um eine Entzündung der Bronchien, die akut, aber auch chronisch verlaufen kann. Betroffene fühlen sich geschwächt, leiden unter Brennen und Schmerzen im Brustkorb und haben heftigen Reizhusten. Sie entwickelt sich aufgrund von fieberhaften Erkrankungen. Vor allem starke Raucher sind sehr anfällig dafür.

Marchand rühmt eine Behandlung von Bronchitis mit einem Spray als die wirksamste lokale Therapie, die nicht zuletzt durch die antiseptischen Wirkeigenschaften der Substanz so erfolgreich ist. Das Spray wird aus je 1 Teil 9-prozentigem Wasserstoffperoxid und Wasser sowie 2 Teilen Glycerin unter Schütteln in einer Flasche hergestellt. Bei chronischen Fällen empfiehlt er ein Gemisch aus Hydrozone (9 Prozent) und Glyzerin im Verhältnis 1:1 (Marchand 2012; vgl. Gartz 2017).

Anwendung

1- bis 3-prozentige Wasserstoffperoxid-Lösung in eine Sprühflasche geben, zweimal am Tag die Atemwege damit besprühen. Hierbei vor dem Sprühen ausatmen und anschließend sechs Sprühstöße anwenden (Gartz 2017). Das Spray soll auch bei Lungenentzündung Abhilfe schaffen.

Erkältung und grippaler Infekt

Bei einer Erkältung besteht eine akute Infektion der oberen Atemwege, darunter Nasenschleimhaut, Hals und oft Bronchien. Schnupfen, Halsschmerzen, Heiserkeit, Husten sowie das Gefühl von Abgeschlagenheit sind typische Symptome. Darüber hinaus können auch erhöhte Temperatur, Frösteln sowie Glieder- und Kopfschmerzen auftreten.

Zur Stärkung des Immunsystems

Ein 20- bis 30-minütiges Wasserstoffperoxid-Heilbad stimuliert das Immunsystem (siehe S. 99).

Bei Anflug/zur Vorbeugung

Den Mund mit fließendem Wasser ausspülen, dann gurgeln und anschließend den Mund 30–60 Sekunden mit 3-prozentigem Wasserstoffperoxid spülen. Baker (1996) empfiehlt eine zusätzliche Prise Chlorophyll (alternativ auch in flüssiger Form). Das verbessert nicht nur den Geschmack, sondern wirkt immunstimulierend und entzündungshemmend. Der Mund wird danach erneut mit fließendem Wasser ausgespült.

Im Akutfall

120 Milliliter 35-prozentiges Wasserstoffperoxid auf 3,7 Liter Wasser in den Kaltverdampfer geben und diesen über Nacht ins Schlafzimmer stellen. Die Anwendung soll nahezu alle Symptome während des Schlafs eliminieren (Baker 1996). **Hinweis:** Bei Anwendung bitte entsprechend auf die von Ihnen verwendete Lösung (3–12 Prozent) umrechnen.

Bei verstopfter Nase

Hier kann der Einsatz eines Nasensprays aus 1 Esslöffel 3-prozentigem Wasserstoffperoxid und 240 Millilitern Wasser helfen (Baker 1996).

Bei Anflug von Schnupfen

Je 1 Tropfen 3-prozentiges Wasserstoffperoxid in beide Ohren applizieren (Gartz 2017).

Heuschnupfen

Bei Heuschnupfen handelt es sich um eine allergische Reaktion. Hierbei reagieren Nase und Augen auf bestimmte äußere Reize. Das äußert sich in plötzlichem Niesreiz, Schnupfen mit klarem Sekret, einer verstopften Nase sowie geschwollenen und juckenden Nasenschleimhäuten. Oftmals tränen und jucken die Augen. Auch Husten, Müdigkeit, Fieber und asthmatische Beschwerden gehören zu den typischen Symptomen dieser Erkrankung.

Bereits vor 120 Jahren wurde die Wirksamkeit von Wasserstoffperoxid bei Heuschnupfen beschrieben (Gartz 2017). Marchand weist diesbezüglich in seinem Werk auf verschiedene Forschungsergebnisse hin und behauptet, dass mithilfe eines Behandlungsbeginns mit H_2O_2 zu Anfang der Heuschnupfensaison eine beinahe vollständige Beschwerdefreiheit bei Betroffenen hergestellt werden kann. Sofern die Therapie erst nach Auftreten der ersten Symptome aufgenommen wird, legen sich diese größtenteils innerhalb von 3 – 4 Tagen (vgl. Gartz 2017).

Anwendung

Rachen und Nase werden täglich mit einer 0,3- bis 1-prozentigen Wasserstoffperoxid-Lösung besprüht (Marchand 2012).

Nasennebenhöhlenentzündung (Sinusitis)

Die Nasennebenhöhlenentzündung zählt zu den häufigsten Atemwegserkrankungen. Eine Schleimhautentzündung in den Nasennebenhöhlen wird als Nasennebenhöhlenentzündung bezeichnet. Ihr geht meist Schnupfen voraus. Symptomatisch sind eine Anschwellung der Nasenschleimhäute und eine verstopfte Nase. Daneben leiden Betroffene unter starken Kopfschmerzen und Schmerzen im Gesicht, die sich oft beim Vorbeugen verschlimmern. Das Nasensekret ist eitrig und es kann zu Fieber und Abgeschlagenheit kommen.

Eine Nasennebenhöhlenentzündung bildet sich in der Regel infolge einer Virusinfektion, manchmal auch durch eine bakterielle Infektion. Aufgrund der hierdurch entstehenden Entzündung kommt es zu einer reduzierten Reinigungsfunktion der Atemwege, woraufhin die Schleimhaut vermehrt Sekret herstellt und anschwillt. Schließlich verstopfen die Verbindungskanäle zwischen Nase und Nasennebenhöhlen. Letztere können dann kaum noch belüftet werden, und Keime haben ein leichtes Spiel.

Anwendung

Nasenspray aus 1 Esslöffel 3-prozentigem Wasserstoffperoxid und 240 Millilitern Wasser (Baker 1996). Je nach Bedarf mehrmals täglich anwenden.

Rachen- und Mandelentzündung

In der Regel wird eine Rachenentzündung durch Viren hervorgerufen. Auf der vorgeschädigten Schleimhaut können sich schließlich Bakterien ansammeln. Nur selten sind Bakterien bereits zu Beginn der Grund für eine Entzündung. Rachenentzündungen äußern sich zunächst durch ein trockenes Gefühl sowie Kratzen im Hals. Im Anschluss daran kommen starke Halsschmerzen, Schluckbeschwerden und Schmerzen beim Sprechen hinzu. Daneben sind ein geröteter Rachen und Halsbereich sowie gelegentliche Atembeschwerden, bei einer Anschwellung der Schleimhäute in Kehlkopf und Luftröhre symptomatisch.

Es gibt zwei Formen der Mandelentzündung: eine bakterielle Mandelentzündung, die meistens durch Streptokokken verursacht wird (in der Regel β-hämolysierende Streptokokken der Gruppe A, allerdings werden auch Staphylokokken, Pneumokokken und *Hae-*

mophilus influenzae mit der Erkrankung assoziiert) sowie eine virale Mandelentzündung. Die Erkrankung kann akut, aber auch chronisch verlaufen. Im Akutfall liegt entweder eine Neuinfektion oder eine Superinfektion vor. Bei Letzterer gesellen sich zur Virusinfektion zusätzlich Bakterien (meistens Streptokokken). Symptomatisch für eine Entzündung der Mandeln sind Halsschmerzen, Schluckbeschwerden, Fieber, Kopfschmerzen, allgemeine Abgeschlagenheit, geschwollene Lymphknoten im Halsbereich, geschwollene und gerötete Gaumenmandeln mit weißlich-gelbem Belag.

Bakterielle Mandel- und Rachenentzündungen werden üblicherweise mit Antibiotika behandelt. Einige der mit Mandel- und Rachenentzündungen assoziierten Bakterien finden sich auf der Liste der resistenten Keime. Ganze 80 Prozent der mit Rachenentzündung in Verbindung gebrachten Bakterien sprechen nicht auf Antibiotika an (Gartz 2017). Bei den bakteriellen Erregern von Mandelentzündungen sieht es nicht viel anders aus. Das Resistenzproblem, vor dem wir heute stehen, ist inzwischen massiv. Die Resistenzentwicklung ist kaum rückgängig zu machen. Im Gegensatz zu pharmazeutischen Mitteln sind keine Resistenzen gegen das antiviral und antibakteriell wirkende Wasserstoffperoxid bekannt, gleichzeitig führt die Substanz keine Umweltschäden herbei – ein Hauptgrund für die Resistenzentwicklung von Mikroorganismen und schwere Erkrankungen bei Menschen.

Anwendung im Akutfall sowie bei chronischer Entzündung

1- bis 3-prozentige Wasserstoffperoxid-Lösung in eine Sprühflasche geben, zweimal am Tag die Atemwege damit besprühen. Hierbei vor dem Sprühen ausatmen und anschließend sechs Sprühstöße anwenden (Gartz 2017).

Anwendung 2

Mundspülung nach der Beschreibung auf S. 114.

Ohreninfektion (Otitis)

Ohreninfektionen sind sehr schmerzhaft und können in allen Strukturen des Ohres auftreten. Sie werden durch Keime (Bakterien, Viren oder Pilze) hervorgerufen, die schließlich Entzündungen verursachen. Allgemein wird zwischen einer Innenohr-, Mittelohr- und Gehörgangentzündung unterschieden. Neben den bereits erwähnten Schmerzen kann es auch zu Fieber, Schwindel, vermindertem Gehör und Abgeschlagenheit kommen.

Anwendung

2–3 Tropfen 3-prozentige Wasserstoffperoxid-Lösung auf ein Wattestäbchen geben und die Tropfen damit behutsam im Inneren des Ohrs applizieren (LeBeau 1995).

Zur Vorbeugung

3-prozentige Wasserstoffperoxid-Lösung und Essig mischen (1:1), nach dem Schwimmen mithilfe einer Pipette mehrere Tropfen in jedes Ohr geben.

Ohrenschmalzpfropf (Zeruminalpfropf)

Ohrenschmalz ist eine gelblich-braune Masse, die von den Ohrenschmalzdrüsen *(Glandulae ceruminosae)* abgesondert wird. Es dient der Befeuchtung des Gehörgangs, bindet Fremdstoffe wie Staub, Schmutz und abgestorbene Hautzellen und schützt das Innere des Organismus so vor äußeren Umwelteinflüssen. Bei übermäßiger Ohrenschmalzproduktion oder unsachgemäßer Reinigung des äußeren Gehörgangs mithilfe von Wattestäbchen oder anderen Instrumenten kann ein Ohrenschmalzpfropf entstehen, der zu einer teilweisen oder vollständigen Verstopfung des äußeren Gehörgangs führen kann. Letztere macht sich in der Regel durch eine akute und meist einseitige Verschlechterung des Gehörs bemerkbar. Weitere Symptome sind Schwindel, Druckgefühl oder Ohrgeräusche. Selten treten Schmerzen auf.

Anwendung

2–4 Tropfen 3-prozentige Wasserstoffperoxid-Lösung in das betroffene Ohr eintropfen, nach etwa 2 Minuten zusätzlich einige Tropfen Olivenöl in das Ohr geben und kurz darauf die Flüssigkeiten aus dem Ohr ablaufen lassen.

Bewegungsapparat

Wasserstoffperoxid schafft außerdem wirkungsvoll Abhilfe bei Entzündungen und Schmerzen im Bewegungsapparat. Bei degenerativen Erkrankungen sorgt vermutlich die zusätzliche Sauerstoffversorgung für den Heileffekt. So schreibt Donsbach (1993): »Die Ausprägung der Vitalität sowie die Stärke der Barriere für degenerative Erkrankungen steht in direkter Relation zur Sauerstoffkonzentration im Blut.«

Arthritis

Gelenkschmerzen rufen häufig eine Bewegungseinschränkung hervor, die in Begleitung von Schmerzen sowie Schwellungen oder Rötungen der Haut im betreffenden Areal auftreten. Als Grund werden Verletzungen sowie mechanische oder entzündliche Gelenkschädigungen angesehen. Eine weitere Ursache für Gelenkschmerzen können Fehlstellungen sein. So leiden zahlreiche Patienten besonders unter Arthritis und Arthrose.

Arthritis ist eine entzündliche Erkrankung der Gelenke. Sie entwickelt sich spontan und kann chronisch verlaufen. Hier treten die Entzündungen immer wieder auf. Die Erkrankung macht sich durch Schmerzen, Überwärmung, Schwellungen, eingeschränkte Bewegungs- und Belastungsfähigkeit sowie Rötungen bemerkbar.

Arthritis wird häufig von Arthralgie begleitet. Allerdings kann eine Arthralgie auch unabhängig von einer Arthritis bestehen. Den Schmerzen in den Gelenken kann hier eine unterschiedliche Pathogenese (beispielsweise degenerative Arthritis oder rheumatische Arthritis) zugrunde liegen. Entzündungszeichen oder Schwellung treten bei dieser Erkrankung nicht auf. Gründe für die Entstehung einer Arthritis können Übergewicht, erbliche Veranlagungen oder Infektionen sein.

Eine rheumatoide Arthritis wurzelt in einer Störung des Immunsystems. Es bekämpft nicht nur Pathogene in den Gelenken, sondern attackiert auch körpereigene Zellen der Gelenkinnenhaut, wodurch sich Wucherungen und schmerzhafte Entzündungen bilden.

Douglass (2003) liefert bezüglich einer erfolgreichen Behandlung von Arthritis einen Fallbericht des Ehepaares Anderson. Beide litten unter schwerer Arthritis – bei ihm war die Erkrankung sogar so schwerwiegend, dass er sich kaum noch bewegen konnte. Herr Anderson applizierte Wasserstoffperoxid über einen Zeitraum von 9 Monaten oral und setzte es dann ab. Bis zum Erscheinen des Buches von Douglass erlitt er keinen Rückfall. Auch seine Frau scheint geheilt zu sein. Allerdings nimmt sie weiterhin aufgrund von Beschwerden mit Krampfadern alle 3 Wochen einen Teelöffel einer Mischung Wasserstoffperoxid, gemischt mit etwa 3,8 Litern Rohmilch, ein und führt damit ein beschwerdefreies Leben (Douglass 2003).

Anwendung

Wasserstoffperoxid-Bad, S. 99. Das Bad wirkt auch anderen Schmerzen im Bewegungsapparat entgegen, unter anderem solchen, die durch Entzündungen verursacht werden.

Bei Arthritis

120 Milliliter Magnesiumperoxidlösung einmal täglich einnehmen (Donsbach 1993). Bitte beachten Sie bei der Anwendung die Hinweise auf dem Beipackzettel.

Arthrose

Bei einer Arthrose liegt ein degenerativer Gelenkverschleiß vor. Sie kann ohne Symptome verlaufen oder mit plötzlichen Spannungsgefühlen sowie Gelenkschmerzen einhergehen. Durch Feuchtigkeit und Kälte werden die Symptome verstärkt. Die Gelenke fühlen sich steif an und schwellen im fortgeschrittenen Stadium an. Ebenfalls können sich dann Verformungen der Gelenke bilden. Das Alter sowie eine dauerhafte übermäßige Beanspruchung der Knochen, Gelenke und Sehnen sind mit den damit einhergehenden Verschleißerscheinungen große Risikofaktoren für Arthrose. Aber auch Fehlbelastungen, Verletzungen, Krankheiten oder Übergewicht können eine Arthrose verursachen.

Anwendung 1

Wasserstoffperoxid-Bad, S. 99.

Anwendung 2

30–60 Milliliter 3-prozentiges Wasserstoffperoxid auf 3,7 Liter heißes Wasser geben und die Füße etwa ½–1 Stunde darin baden (Donsbach 1993).

Hinweis: Trocknen Sie die Füße anschließend sorgfältig ab, insbesondere zwischen den Zehen, und ziehen Sie danach warme Socken an.

Anwendung 2

0,5 Gramm Magnesiumperoxid als Handelsprodukt in Wasser aufgeschäumt zweimal täglich einnehmen, bis sich das Befinden bessert (Gartz 2017).

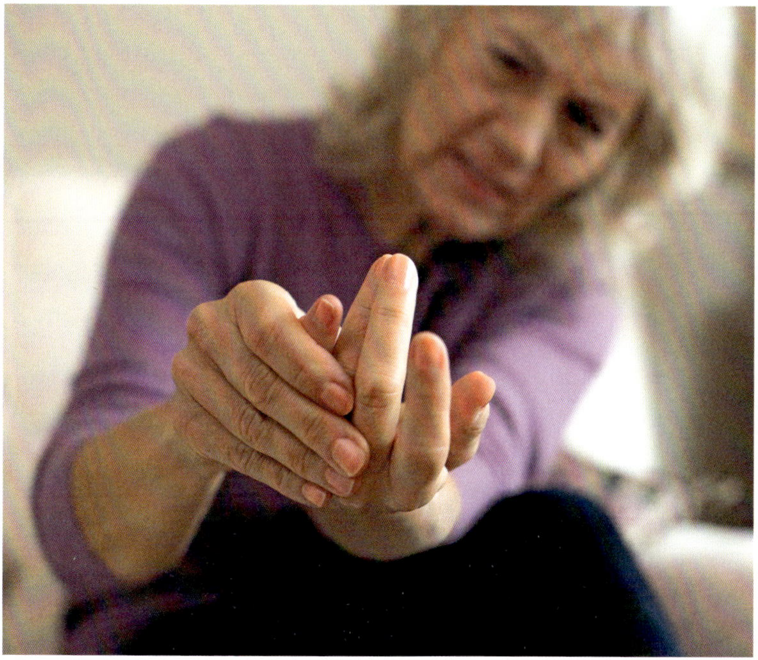

Nervensystem und Seele

Negative Gedanken können Sauerstoffmangel begünstigen. Einerseits beeinflussen sie die Atmung ungünstig und andererseits wer-

Atemmeditation gegen Sauerstoffmangel

Regelmäßiges Meditieren kann den wilden Fluss der Gedanken zähmen und so Stress sowie Sorgen lindern. Darüber hinaus wird der Geist erfrischt und belebt.

- ▷ Nehmen Sie eine angenehme, aber aufrechte Sitzhaltung ein.
- ▷ Entspannen Sie Ihren Körper und atmen Sie in einem regelmäßigen, langsamen Rhythmus ein und aus.
- ▷ Schließen Sie die Augen und gehen Sie in sich.
- ▷ Beobachten Sie zunächst Ihren Atem. Spüren Sie, wie sich Ihre Bauchdecke beim Einatmen durch die Nase hebt und schließlich beim Ausatmen wieder senkt. Sie können den Atem auch durch die Temperatur in den Nasendurchgängen fühlen. So ist die Luft beim Einatmen noch etwas kühl und strömt beim Ausatmen warm durch die Nase.
- ▷ Sagen Sie sich beim Einatmen »ich öffne mich«, beim Ausatmen »ich lasse ganz los«.
- ▷ Stellen Sie dann die Frage: »Wer bin ich?«. Machen Sie sich bewusst, dass Sie das Bewusstsein hinter diesem atmenden Körper sind.
- ▷ Lösen Sie sich von allem, was kommt und geht; was bleibt, ist das Bewusstsein, das grenzenlos und unbeobachtbar ist. Wenn Gedanken oder Gefühle auftreten, widmen Sie Ihre Aufmerksamkeit wieder der Atmung und lassen Sie die Empfindungen vorüberziehen.
- ▷ Öffnen Sie langsam die Augen, und kehren Sie sanft wieder zurück in den Alltag.

den negative Gedankenmuster mit der Bildung von Toxinen assoziiert, was wiederum den Sauerstoffverbrauch des Körpers ankurbelt (Donsbach 1993).

Erschöpfung und depressive Verstimmungen

Wenn alle Energieressourcen verbraucht sind, stellt sich Erschöpfung ein, und das Abwehrsystem ist stark in Mitleidenschaft gezogen, weshalb dann häufig Infektionskrankheiten auftreten. Ursachen sind vor allem eine seelische sowie körperliche Überbelastung. Mit der Erschöpfung einhergehende Schlafstörungen sowie schlechte Ernährung können die Probleme noch vergrößern, da man in diesem Fall den Körper nicht mit ausreichend Nährstoffen versorgt.

Schnelle Erschöpfung kann ebenso ein Anzeichen für depressive Verstimmungen beziehungsweise Depressionen sein. In diesem Zusammenhang treten häufig auch Schlafstörungen, Müdigkeit, Antriebslosigkeit, Traurigkeit und Stimmungsschwankungen auf. Bei einer Depression stellt sich die Erledigung kleinster Aufgaben als unmöglich dar. Wenngleich dies bei depressiven Verstimmungen auch nicht immer leicht fällt, können Betroffenen dennoch ihren Alltag meistern und pflegen zumeist auch ihre sozialen Kontakte weiterhin. Als Ursache für depressive Verstimmungen werden allgemein neurologische Erkrankungen, aber auch Infektionen oder Stoffwechselerkrankungen betrachtet. Darüber hinaus können auch ein Nährstoffmangel (Vitamin D!) oder hormonelle Veränderungen zum Beispiel während der Wechseljahre depressive Verstimmungen hervorrufen. Gleiches gilt für Stress und Sorgen. Auch Medikamente oder Suchtmittel können für eine depressive Stimmungslage verantwortlich sein.

Interessant ist in diesem Zusammenhang das Ergebnis französischer Untersuchungen zur krebshemmenden Wirkung von Peroxiden. Dabei stellte sich heraus, dass eine Behandlung mit Peroxiden bei Krebs neben der Komplettremission des Krebses, Gewichtszunahme und gesteigertem Appetit auch eine antidepressive Wirkung

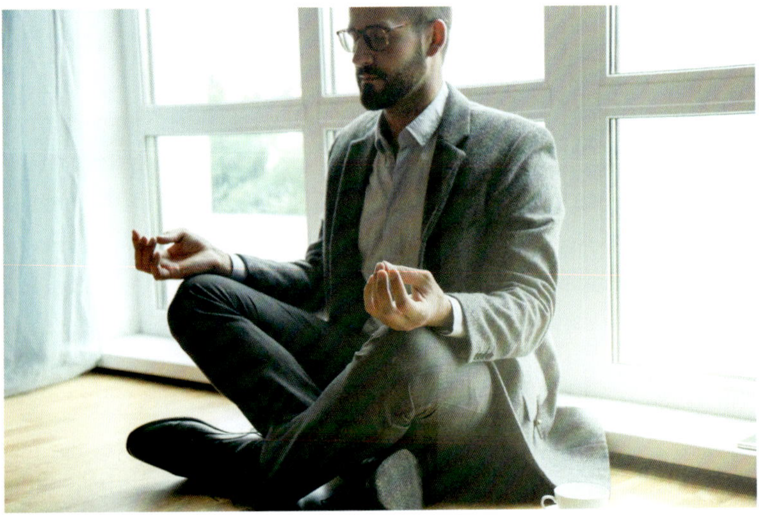

Nehmen Sie sich Zeit zum Abschalten und schonen Sie so Ihre Sauerstoffreserven

entfaltet. Noch signifikanter sind die Resultate bei dem Gebrauch einer Mischung aus Peroxid und Reduktionsmittel (Gartz 2017).

Eine ähnliche Beobachtung beschreibt Douglass. Bei einem seiner Patienten wurde ein Lymphom der Größe einer Grapefruit im Magen diagnostiziert. Der Patient begann 12 Tage nach dem chirurgischen Eingriff mit einer Chemotherapie. Bereits davor wurde ihm zunächst täglich, dann dreimal wöchentlich Wasserstoffperoxid per Infusion appliziert. Die ansonsten als Nebenwirkung der Chemotherapie auftretenden Depressionen blieben vollständig aus (Douglass 2003). Weiterhin berichtet Douglass von einer Patientin mit Candidose, die ebenfalls Wasserstoffperoxid verordnet bekam. Depressionen zählen zu den häufigen Symptomen dieser Erkrankung. Nach der Behandlung waren neben der vaginalen Pilzinfektion auch die Depressionen abgeklungen.

Worauf die antidepressive Wirkung von Wasserstoffperoxid basiert, konnte allerdings bisher nicht geklärt werden.

Anwendung 1

0,5 Gramm Magnesiumperoxid als Handelsprodukt in Wasser aufgeschäumt zweimal täglich einnehmen, bis sich das Befinden bessert (Gartz 2017).

Anwendung 2

Heilbäder beruhigen und schenken auf körperlicher sowie psychischer Ebene neue Kraft. Aus diesem Grund empfiehlt sich auch bei Erschöpfung und depressiver Verstimmung ein Wasserstoffperoxid-Bad (siehe S. 99).

Gynäkologie und Geschlechtskrankheiten

Die Anwendung von Wasserstoffperoxid in der Vagina mag im ersten Moment aufgrund der Empfindlichkeit der Vaginalschleimhäute obsolet erscheinen. Tatsächlich leistet es aber dort bei sachgerechter Anwendung unter anderem durch die antimikrobiellen Wirkeigenschaften gute Dienste. Daneben eliminiert es Juckreiz bei Scheidenentzündungen und hat eine günstige Wirkung auf die Scheidenflora.

Genitale HPV-Infektion

Das Humane Papillomvirus (HPV) ruft bei Mann und Frau Geschlechtskrankheiten hervor. Übertragen wird das Virus in der Regel durch Genitalkontakt. Aber auch durch mit dem Virus kontaminierte Gegenstände oder während der Geburt ist eine Ansteckung möglich. Je nach Krankheitsbild treten im Genital- und Analbereich weißliche bis bräunliche Papeln auf, die manchmal von Juckreiz und Nässegefühl begleitet werden können. Ein Anzeichen für Gebärmutterhalskrebs sind plötzliche Scheidenblutungen ohne nachvollziehbare Ursache oder Ausfluss. Die Infektion kann je nach HPV-Typ Feigwarzen, Veränderungen des Gewebes oder auch Krebs (hauptsächlich Gebärmutterhalskrebs) nach sich ziehen.

Aktuell werden Veränderungen am Gebärmutterhals durch HPV ausschließlich chirurgisch behandelt. Allerdings wurden bereits im Jahr 1890 Erfolge mit der Anwendung von Wasserstoffperoxid sowie dem Glycozone in Glycerin (Applizierung via Tampons) bei derartigen Mutationen erzielt (Gartz 2017). Gartz berichtet davon, dass auch kürzlich durch den Einsatz einer 4-prozentigen Wasserstoffperoxid-Lösung in Glycerin Rückbildungen der durch HPV herbeigeführten Veränderungen im Gebärmutterhals bei jungen Frauen nachgewiesen werden konnten. Es gibt also Hoffnung!

Scheidenentzündung (Vaginitis)

Besonders nach einer Antibiotikatherapie oder einer Hormonumstellung gerät die Scheidenflora häufig aus dem Gleichgewicht. In der Folge kommt es dann oftmals zu Scheidenentzündungen. Diese können durch Bakterien oder Pilze verursacht werden. Besonders häufig sind Infektionen durch den Hefepilz *Candida albicans.* Typische Symptome hierfür sind ein weißer Belag der Scheidenschleimhaut, krümelig-weißer Ausfluss, Rötungen und Juckreiz im Intimbereich sowie Wundsein.

Bei einer bakteriellen Vaginitis ist der Scheideninhalt aus der Balance und wichtige Milchsäurebakterien (Lactobakterien) sind in der Unterzahl. Hingegen lässt sich eine verstärkte Besiedlung des Bakteriums *Gardnerella vaginalis* sowie anderer anaerober Keime und Mykoplasmen feststellen. Diese Art von Scheidenentzündung macht sich durch einen durch Amine verursachten fischigen Geruch (Amingeruch), dünnflüssigen oder schaumigen, gräulich-weißen Ausfluss sowie durch einen erhöhter pH-Wert in der Scheide bemerkbar.

Daneben existiert eine weitere Form der Vaginitis, die durch aerobe Bakterien wie *Escherichia coli* ausgelöst wird. Sie tritt häufig in Kombination mit einer bakteriellen Vaginitis oder auch alleine auf. Typische Symptome sind hier ein angehobener pH-Wert der Scheide sowie ein gelblich-grüner Ausfluss, der im Gegensatz zur bakteriellen Vaginitis keinen üblen Geruch aufweist. Daneben können Schmerzen in der Scheide, beim Wasserlassen und Geschlechtsverkehr sowie Juckreiz und Hautreizungen im äußeren Scheidenbereich auftreten. Hinter dem Juckreiz in der Scheide können sich aber auch Erkrankungen wie Schuppenflechte, Diabetes, Krebs oder Multiple Sklerose verbergen. Psychische Probleme sowie Angst oder Stress begünstigen Scheidentrockenheit, die ebenfalls Juckreiz auslösen kann.

Bekanntermaßen halten Laktobakterien pathogene Bakterien in der Scheide durch Wasserstoffperoxid im Zaum, was zu der Annahme führt, dass Behandlungen der Scheide mit Wasserstoffperoxid-Lösung einer bakteriellen Vaginitis entgegenwirken kann. In diesem Zusammenhang haben Forscher eine Studie mit insgesamt 45 an wiederkehrender Vaginitis leidenden Patientinnen im Alter zwischen 18 und 45 Jahren durchgeführt (Cardone et al. 2003). Die Patientinnen wurden jeden Abend über einen Zeitraum von einer Woche mit Scheidenspülungen aus 30 Millilitern 3-prozentigem Wasserstoffperoxid behandelt. Die Ergebnisse der Behandlung waren positiv: die Herstellung einer gesunden Scheidenflora wurde gefördert und ein pH-Wert der Scheide unter 4,5 war bei 98 Prozent der Teilnehmerinnen nachweisbar, anaerobe Krankheitskeime und die typischen sogenannten Schlüsselzellen (engl.: *clue cells*) waren eliminiert, der typische unangenehme Geruch war bei 89 Prozent der Patientinnen nicht mehr vorhanden und die hierfür verantwortlichen Amine, die durch anaerobe Bakterien entstehen, waren bei 97,8 Prozent der Patientinnen nicht mehr nachweisbar. Aufgrund dieser Ergebnisse und dem Ausbleiben von Nebenwirkungen betrachten die Autoren der Studie eine Wasserstoffperoxid-Therapie als wirksame Maßnahme gegen wiederkehrende Vaginitis.

Anwendung 1

Hersteller bieten bereits gemischte Lösungen an. Um Irritationen zu vermeiden, sind diese pH-neutral. Beachten Sie bei Gebrauch die Angaben zur Anwendung auf dem Beipackzettel.

Anwendung 2

Einen Wattebausch mit 1,5- bis 3-prozentiger Lösung tränken, ein- bis zweimal täglich anwenden. Die Anwendung ist völlig reizlos (Gartz 2017).

Hinweis: Die Schleimhäute der Vagina sind sehr empfindlich, weshalb auf eine sachgerechte Anwendung und genaue Dosierung der Lösung geachtet werden muss.

Syphilis

Syphilis ist eine sexuell leicht übertragbare, bakterielle Erkrankung, die sich durch viele verschiedene Beschwerden und Verläufe auszeichnet. Verursacht wird sie durch das Bakterium *Treponema pallidum*. Der Erreger gelangt bereits über kleinste Verletzungen der Schleimhaut oder Haut in den Körper eines anderen Menschen. Die Infektion kann auch von der Mutter auf das ungeborene Kind übertragen werden.

Allgemein wird zwischen der Frühsyphilis und der Spätsyphilis unterschieden. Während des Primärstadiums der Frühsyphilis bildet sich etwa 14–24 Tage nach der Infektion an der Eintrittsstelle des Erregers ein Knötchen, das sich zu einem Geschwür (harter Schanker, Primäraffekt oder Ulcus durum) entwickelt und in der Regel innerhalb von 4–6 Wochen von selbst abheilt. Ebenfalls kommt es zu einer Schwellung der Lymphknoten.

Etwa 2–3 Monate nach der Infektion tritt das Sekundärstadium ein. Die Erreger verbreiten sich nun über die Blut- sowie die Lymphbahnen im gesamten Organismus. Manchmal können auch die inneren Organe in Mitleidenschaft gezogen werden. Während dieses Stadiums macht sich eine Schwellung der Lymphknoten bemerkbar. Weitere typische Symptome sind unter anderem Veränderungen der Schleimhaut und Hautveränderungen. Gelenk-, Muskel- und Kopfschmerzen, Fieber, Kehlkopf- und Rachenentzündung sowie Appetitlosigkeit und Gewichtsverlust.

Danach folgt die latente Phase, in der Betroffene lange Zeit symptomfrei bleiben können. Nach dem ersten Jahr dieser Phase vermindert sich die Übertragungsgefahr.

Die Spätsyphilis folgt dann 1–10 Jahre nach der Infektion. Hier infiltrieren die Erreger die Organe. Sie beeinträchtigen die Muskeln und die Haut. Knochen, Herz-Kreislauf-System sowie Nervensystem können massiv beeinträchtigt werden und psychische sowie neurologische Störungen können auftreten. Unbehandelt kann die Syphilis schwerwiegende Spätschäden verursachen.

Da das Bakterium während der Primärphase noch sehr sensibel auf Sauerstoff reagiert und mikroaerophil ist, macht der Gebrauch von Wasserstoffperoxid zu Therapiezwecken in dieser Phase durchaus Sinn (Gartz 2017). Obwohl die beiden Wissenschaftler Fritz Schaudinn (1871–1906) und Erich Hoffmann (1868–1959) erst im Jahr 1905 einen eindeutigen Nachweis für den Erreger bringen konnten, schilderte Dr. W. P. Wooster bereits im Jahr 1891 eine Reihe von erfolgreichen Therapien der Erkrankung mithilfe von Wasserstoffperoxid, das er in Form eines Sprays in 15-prozentiger Konzentration sicher und wirksam einsetzte (Gartz 2017). Gartz weist außerdem darauf hin, dass eine 3-prozentige Lösung ebenfalls gute Wirkung zeigte.

Anwendung

3- bis 15-prozentige Wasserstoffperoxid-Lösung täglich mithilfe einer Sprühflasche auf das Primärgeschwür sprühen (Wooster nach Gartz 2017).

Haut

Entzündungen der Haut sind meist ein Anzeichen dafür, dass der Körper mit etwas zu kämpfen hat – das können Mikroben, aber auch Allergene sein. Entzündliche Hauterkrankungen gehen häufig mit quälendem Juckreiz einher. In Zusammenhang mit solchen Hauterkrankungen wie Akne, Ekzemen, Schuppenflechte, Herpes zoster, Fußpilz und Insektenstich liegen eine Reihe von erfolgreichen Erfahrungsberichten über die Behandlung mit 0,3- bis 3-prozentigem Wasserstoffperoxid vor.

Es wird vermutet, dass es vor allem die antimykotische sowie antibakterielle Wirkung der Substanz ist, die den Juckreiz durch die Hemmwirkung auf die mikrobielle Begleitflora lindert (Gartz 2017).

Wasserstoffperoxid-Lösungen eignen sich vor allem deshalb zur Behandlung der genannten Hauterkrankungen, weil sie keine Hautveränderungen verursachen und unbegrenzt lange anwendbar sind (Gartz 2017).

Akne

Akne tritt in unterschiedlichen Ausprägungsformen auf: Pusteln, Pickel und Mitesser. Betroffen sind Hautpartien, die viele Talgdrüsen aufweisen, weshalb sich Akne in der Regel im Gesicht, am Rücken oder im Dekolleté bemerkbar macht.

Wenn Talgdrüsen beziehungsweise deren Ausführungsgang verstopft sind, entwickelt sich ein Mitesser (auch Komedo), der sich zunächst als kleines weißes Pünktchen zu erkennen gibt. Sobald der Talg durch Aufreißen des Mitessers mit Luft in Kontakt kommt, verfärbt sich dieser schwarz. Ein Pickel bildet sich, wenn Bakterien an den Mitesser gelangen und eine Entzündung verursachen.

Als Ursache für Acne vulgaris (oder »gewöhnliche Akne«) gelten Hormonschwankungen, die besonders während der Pubertät auftreten. Daneben existieren weitere Sonderformen aufgrund von allergischen Reaktionen auf Nahrungsmittel, Medikamente oder Pflegeprodukte. Auch Säuglinge und Neugeborene können unter Akne leiden. Negative Umwelteinflüsse oder eine genetische Veranlagung können Akne begünstigen.

Anwendung 1

3-prozentige Wasserstoffperoxid-Lösung mit Apfelessig mischen (1:1). Einige Tropfen der Mischung auf ein Wattepad geben und das Gesicht damit reinigen. Augenkontakt sowie aufgrund der bleichenden Eigenschaften Kontakt mit Augenbrauen und Haaren meiden.

Anwendung 2

3-prozentige Wasserstoffperoxid-Lösung mit einem Wattepad auf die betroffenen Stellen auftragen (Baker 1996). Bei starker Akne ist die lokale Anwendung von Lösungen bis zu 10 Prozent möglich (Gartz 2017).

Ekzem

Ekzeme machen sich in erster Linie durch Juckreiz bemerkbar, die Haut nässt, ist geschwollen, gerötet und manchmal schuppt sie. Entzündungen sind ein Indiz dafür, dass der Körper beispielsweise mit Pilzen, Viren, Bakterien, Allergenen oder auch seelischem Druck zu kämpfen hat. Die Hautentzündungen können akut oder chronisch sein und sind nicht ansteckend. Dabei können die Hauterscheinungen je nach Typ beziehungsweise Ursache variieren.

Zu den atopischen Ekzemen zählt die Neurodermitis. Hier kommt es zu laufend wiederkehrenden Entzündungsreaktionen auf der Haut, die meist stark juckt, schuppig und trocken ist. Atopische Ekzeme werden mit Stress oder einem gestörten Immunsystem in Verbindung gebracht. Daneben kann eine erbliche Veranlagung die Erkrankung begünstigen.

Das seborrhoische Ekzem zeichnet sich durch örtlich begrenzte Krusten aus, die fettig wirken und von gelblicher Farbe sind. In manchen Fällen tritt eine Rötung auf. Solche Ekzeme entstehen in der Regel in Hautarealen, die viele Talgdrüsen aufweisen wie zum Beispiel Kinn, Augenbrauen oder die Nasolabialfalte. Ursachen für diesen Typ von Ekzem können unter anderem eine schwache Immunabwehr, Bakterieninfektionen (Staphylokokken) oder Hefepilzinfektionen sein.

Das Kontaktekzem stellt die Folge einer Überempfindlichkeit auf ein Allergen dar, die sich auf eine Fehlreaktion des Immunsystems zurückführen lässt. Das Ekzem breitet sich hier typischerweise nur im Bereich der Kontaktstelle aus. Die allergische Entzündungsreaktion geht meist mit juckender, nässender Haut, Schwellungen sowie Rötungen, Schuppen oder Bläschen einher.

Anwendung 1

1- bis 3-prozentige Lösung in eine Sprühflasche geben und die betroffenen Hautpartien damit besprühen. Alternativ kann die Lösung mit einem Wattepad aufgetragen werden (Gartz 2017). Die Anwendung hilft auch bei Sonnenbrand.

Anwendung 2

Wasserstoffperoxid-Bad: Die Dosierungsangaben variieren von Autor zu Autor: Baker (1996) gibt eine Dosierung von 0,5–5 Litern 3-prozentiges Wasserstoffperoxid oder 240 Millilitern 35-prozentiges H_2O_2 für eine bis zur Hälfte mit warmen Wasser befüllte Badewanne an. Altmann (1995) spricht sich für eine Dosierung von 0,5 Litern 35-prozentigem Wasserstoffperoxid aus. Donsbach (1993) empfiehlt die Zugabe von etwa 180 Millilitern einer 35-prozentigen Wasserstoffperoxid-Lösung. Die Wanne sollte dabei komplett gefüllt sein. Die Badedauer beträgt 20–30 Minuten, die Anwendung erfolgt einmal pro Woche und bei Bedarf sogar täglich.

Tupfen Sie sich nach dem Bad nur sanft trocken. Setzen Sie die Entspannung auch nach dem Wasserstoffperoxid-Bad fort und vermeiden Sie nervenaufreibende Aktivitäten. **Hinweis:** Bei Anwendung bitte entsprechend auf die von Ihnen verwendete Lösung (3–12 Prozent) umrechnen. Das Bad reichert den Körper mit Sauerstoff an, wirkt vitalisierend und soll regelmäßig angewendet eine immunfördernde Wirkung entfalten (Baker 1996). Patienten mit Gelenkproblemen sollten darauf achten, dass die betroffenen Stellen in Kontakt mit dem Badewasser sind. Gleiches gilt für Patienten mit Hautproblemen wie Ekzem oder Schuppenflechte (Psiorasis) (Donsbach 1993).

Wichtiger **Hinweis:** Bei erhöhtem Blutdruck sollten Badetemperaturen über 37 °C unbedingt vermieden werden, da das Herz ansonsten belastet wird.

Fußpilz

Schätzungen zufolge leidet in der westlichen Welt jeder Dritte unter Fußpilz. Frauen sind allerdings seltener davon betroffen als Männer. Die Erkrankung zählt zu den Dermatomykosen (Hautpilz-Krankheiten). Dabei handelt es sich um eine chronisch verlaufende Pilzinfektion. Sie tritt in der Regel an den Fußsohlen und in den Zehenzwischenräumen auf und kann sich manchmal auch auf dem Fußrücken ausbreiten.

Bei Fußpilz treten in der betroffenen Region Hautrötungen, Schuppen und Juckreiz auf. Darüber hinaus bilden sich Blasen und die Haut nässt. Die ihn verursachenden Fadenpilze fühlen sich besonders in feucht-warmem Klima wohl. Aus diesem Grund sollte man sich die Füße stets sorgsam nach dem Duschbad trocknen, keine engen Schuhe oder Strümpfe aus Kunstfasern tragen.

In besonders schweren Fällen kann auch eine Mischkultur mit Bakterien vorliegen. Dies ist häufig bei auffällig geröteten Füßen mit Juckreiz bis hin zu offenen Partien in den Zehenzwischenräumen der Fall (Gartz 2017).

Sofern der Fußpilz bereits Schmerzen verursacht oder die Zehennägel befallen hat, sollten Sie unbedingt einen Arzt aufsuchen.

Wasserstoffperoxid eignet sich insbesondere auch beim Befall von Mischkulturen, da es Pilzsporen und Bakterien gleichermaßen abtötet. Darüber hinaus profitieren Anwender von der zusätzlichen Verbesserung der Durchblutung der Haut und einer damit verbundenen Beschleunigung der Wundheilung durch die Anwendung von Wasserstoffperoxid (Gartz 2017).

Anwendung 1

Ein Fußbad mit 3-prozentigem Wasserstoffperoxid schafft Abhilfe bei Fußpilz. Die Füße werden darin täglich 20–30 Minuten gebadet, bis Besserung eintritt (Baker 1996).

Anwendung 2

3-prozentige Wasserstoffperoxid-Lösung in eine Sprühflasche abfüllen, Mischung vor dem Zubettgehen auf die betroffenen Hautregionen sprühen. Alternativ können die betroffenen Stellen auch mithilfe einer Pipette mit H_2O_2 beträufelt werden.

Herpesinfektionen

Bei Herpeserkrankungen handelt es sich um Infektionskrankheiten, die durch verschiedene Viren verursacht werden. Herpesviren nisten sich nach der Erstinfektion in die Nervenzellen ein und verbleiben dort ein Leben lang. Durch verschiedene Auslöser, wie beispielsweise eine durch Stress oder Infektionskrankheiten induzierte geschwächte Abwehr, aktivieren sich die Viren wieder. In der Folge tritt ein erneuter Ausbruch der Erkrankung ein. Zu den häufigsten Herpes-Erkrankungen zählen Herpes labialis an der Lippe (auch Fieberbläschen), Varizellen (Windpocken) und Herpes zoster (Gürtelrose) sowie Herpes genitalis (Herpes im Genitalbereich).

Mit Herpes labialis assoziierte Viren überdauern jahre- und jahrzehntelang im Organismus. Bei Aktivierung (beispielsweise durch Stress und übermäßige körperliche Belastung, hormonelle Umstellung, starke Sonneneinstrahlung oder grippalen Infekt) wandern sie über die Gesichtsnerven in die Hautzellen im Mundbereich und verursachen hier schmerzhafte Bläschen.

Herpes genitalis wird meist über Geschlechtsverkehr übertragen. Die Viren verursachen nach ihrer Aktivierung helle und brennende Bläschen im Genital- und Analbereich. Muskelschmerzen sowie Fieber können begleitend vorkommen. Insbesondere für Schwangere und das ungeborene Kind ist die Infektion gefährlich, da sie Fehlgeburten hervorrufen kann. Ebenso besteht die Gefahr der Infektion des Neugeborenen während der Geburt.

Gartz (2017) berichtet, dass eine durchdringende Wirkung bei den lokalen Erscheinungen des Herpes genitalis sowie des Herpes labialis denkbar ist, obwohl das Herpes-simplex-Virus ein Leben lang in den Ganglien überdauern kann. Darüber hinaus besteht bei Lippenherpes die Gefahr einer Superinfektion (beispielsweise mit *Staphylococcus aureus*), was eine »Mundfäule« mit sich bringt. Diese kann mithilfe von Peroxid wirkungsvoll behandelt werden, zumal übliche Präparate im Gegensatz zu H_2O_2 lediglich eine virostatische Wirkung aufweisen und keine Keime eliminieren (ebda.).

Varizellen treten oft bei Kindern auf. Am Anfang sind kleine, rötliche Schwellungen typisch, die sich innerhalb kurzer Zeit zu juckenden Bläschen entwickeln. Wer die Infektion durchgemacht hat, ist danach immun. Das Virus überlebt aber in den Nervenzellen nahe der Wirbelsäule des Infizierten. Bei einem erneuten Ausbruch kommt es zu Herpes zoster. Hier tritt ein extrem schmerzhafter, bläschenbildender Hautausschlag auf, der über mehrere Wochen anhalten kann.

Farr behandelte Herpes zoster mit 250 Millilitern einer 0,15-prozentigen Wasserstoffperoxid-Lösung. Er verabreichte die Lösung per Infusion alle 2 Tage. Die Anwendung erfolgte insgesamt sechsmal. Farr gelang es damit, innerhalb einer Woche die Infektion vollständig zu kurieren. Darüber hinaus wendete Farr wöchentlich 250 Milliliter einer 0,075-prozentigen Lösung für die Dauer von 10 Wochen bei postherpetischer Neuralgie an. Nach der zehnten Behandlung waren die Nervenschmerzen komplett abgeklungen (Douglass 2003).

Anwendung

1- bis 3-prozentige Wasserstoffperoxid-Lösung auf die betroffenen Stellen applizieren (beispielsweise mit einer Sprühflasche oder einem Wattepad). Bei schweren lokalen Infektionen ist eine Dosierung von bis zu 10 Prozent möglich (Gartz 2017).

Bei Lippenherpes

Wattestäbchen mit 3-prozentiger Wasserstoffperoxid-Lösung befeuchten und die Herpesbläschen behutsam damit betupfen. Die anschließende Anwendung eines Lippenpflegestiftes wird empfohlen.

Insektenstich

Je nach Art des Stichs treten Schwellungen und Rötungen, Quaddeln, Juckreiz und keine (oder geringe) bis hin zu starken, stechenden oder brennenden Schmerzen auf. Sofern der Mund-Rachen-Raum betroffen ist, wird die Atmung beeinträchtigt, da die Schleimhäute anschwellen. Wenn allergische Reaktionen bestehen, können Betroffene Schweißausbrüche und eine Kreislaufstörung erleiden. Ebenfalls droht Bewusstlosigkeit. Eine Infektion mit Bakterien im Areal um den Insektenstich herum ist problematisch. Anzeichen hierfür sind starke Schmerzen, Spannungsgefühl und zunehmende Rötung und Schwellung.

Es liegen Berichte aus dem Jahr 1890 über die Behandlung von Hornissenstichen mit 9-prozentiger Lösung vor. Nach Anwendung des Wasserstoffperoxid-Sprays gingen hier die Schwellungen zurück. Bei Mückenstichen schafft eine 3-prozentige Wasserstoffperoxid-Lösung unmittelbar Abhilfe und lässt den Juckreiz abklingen. Es gibt Anlass zur Vermutung, dass bei durch Zeckenstich übertragenen Erregern mithilfe von 10- bis 30-prozentigem Peroxid eine Oxidation erzielt werden kann (Gartz 2017).

Anwendung

1- bis 3-prozentige Wasserstoffperoxid-Lösung auf die betroffene Stelle mithilfe eines Wattepads oder Wattestäbchens tupfen (Gartz 2017). Die Substanz eliminiert Toxine sowie Erreger und lindert den Juckreiz.

Schuppenflechte (Psoriasis)

Bei Schuppenflechte (Psoriasis) handelt es sich um eine chronisch-entzündliche Hauterkrankung, die sich meistens in der Kreuzbeinregion, den Außenseiten der Ellenbogen und Knie sowie der behaarten Kopfhaut bemerkbar macht. Auch hinter den Ohren kann Schuppenflechte in Erscheinung treten. Typische Symptome sind schuppende sowie gerötete Hautareale, die häufig jucken oder brennen. Ebenso kommen Risse der betroffenen Hautstellen vor. Auch sie sind meist schmerzhaft. Darüber hinaus können Finger- und Fußnägel sowie der Bewegungsapparat (Psoriasis-Arthritis) in Mitleidenschaft gezogen werden. Schuppenflechte ist erblich bedingt und kann durch bestimmte innerliche sowie äußerliche Auslöser provoziert werden.

Anwendung 1

Wasserstoffperoxid-Bad, S. 99.

Anwendung 2

1- bis 3-prozentige Wasserstoffperoxid-Lösung auf die betroffenen Stellen applizieren (Gartz 2017).

Warzen

Warzen sind in der Regel harmlose, gutartige Hautwucherungen, die sich normalerweise an der Eintrittsstelle des Erregers bilden. Meistens treten sie an Fingern oder Fußsohlen, im Gesicht oder auch im Genitalbereich auf (siehe S. 90). Warzen können ebenso flach und rund sowie kugelig und erhaben sein.

Am häufigsten sind gewöhnliche Warzen verbreitet, die entweder als einzelne Hautwucherung oder in Gruppen in Erscheinung treten. Meistens tauchen sie an Fingern, Nagelrändern oder an den Fußsohlen auf. Daneben gibt es außerdem Fußsohlenwarzen, Dellwarzen, Flachwarzen und Genitalwarzen. Ursache hierfür (mit Ausnahme von Alterswarzen und Dellwarzen) ist eine Infektion mit humanen Papillomaviren (HPV).

Bereits 1960 gelang es Zimmermann, Plantarwarzen erfolgreich mit einer stabilisierten Wasserstoffperoxid-Salbe zu behandeln. Kühne und sein Team applizierten 223 Warzenträgern ein- bis zweimal täglich Oxyderm-Salbe (Wasserstoffperoxid-Salbe; gängiges Mittel in der ehemaligen DDR). Bei 161 Patienten konnte eine Rückbildung der Warzen erreicht werden. Bei 47 Probanden war nach 8-wöchiger Therapie mit Wasserstoffperoxid kein Behandlungserfolg ersichtlich und 14 Warzenträger waren durch die zusätzliche Anwendung von Hand- und Fußbädern mit Pykaryl T schließlich warzenfrei. Die Erfolgsquote betrug 72 Prozent. Durchschnittlich betrug die Zeit bis zur Abheilung 4–8 Wochen. Nebenwirkungen traten nicht auf.

Es wird angenommen, dass Wasserstoffperoxid hier die Akrozyanose beseitigt und das periphere Blut oxygeniert, das Gewebe der Warze schädigt, einen keratoplastischen Effekt an den zerklüfteten Warzen ausübt und eine desinfizierende Wirkung entfaltet (Kühne 1968).

Die Anwendung von Wasserstoffperoxid bei Warzen punktet durch eine leichte Handhabung sowie günstige kosmetische Ergebnisse. Außerdem ist sie schmerzlos und bringt keine Komplikationen mit sich.

Anwendung

Die betroffene Stelle 10–20 Minuten in 3-prozentiger Wasserstoffperoxid-Lösung baden. Die Anwendung regelmäßig wiederholen, bis eine Rückbildung der Warzen eintritt.

Wunden

Durch die Verletzung der Haut können Schmutz und Keime in den Körper gelangen, die Entzündungen herbeiführen können. Dies verzögert nicht nur die Wundheilung, sondern kann auch Probleme mit sich bringen, wenn die Entzündung in tiefere Gewebeschichten vordringt. Aus diesem Grund müssen Wunden sorgfältig gereinigt werden.

Wasserstoffperoxid eignet sich aufgrund seiner desinfizierenden und antimikrobiellen Wirkeigenschaften zur Wundreinigung (siehe S. 52).

Anwendung

Zur Wundreinigung wird 3-prozentiges Wasserstoffperoxid verwendet.

Herz-Kreislauf-System

Die durchblutungsfördernde Wirkung von Wasserstoffperoxid macht sich durch ein auftretendes Wärmegefühl und Kribbeln nach der Applizierung auf der Haut bemerkbar (Hauschild und Ludewig 1959).

Besonders erstaunlich ist der Erfahrungsbericht eines 62-jährigen Bluthochdruckpatienten, der zusätzlich unter einer Arteriosklerose litt. Ihm wurde aufgrund der Schwere seiner Erkrankung eine Bypass-Operation nahegelegt. Schließlich entschloss er sich dazu, sein Leiden mit Wasserstoffperoxid zu behandeln, bevor er andere Schritte einleiten würde. Er nahm zu Beginn dreimal täglich 5 Tropfen 35-prozentiges H_2O_2 in einem Glas Wasser ein und erhöhte die Dosis schrittweise auf 25 Tropfen. Sein Zustand besserte sich stetig und nach 6 Monaten war die ursprünglich stark ausgeprägte Arteriosklerose mit den bildgebenden Verfahren nicht mehr nachweisbar (Gartz 2017).

Durchblutungsstörungen

Durchblutungsstörungen können sowohl in Armen und Beinen als auch in Organen auftreten. Besonders Herz, Gehirn und Darm sind häufig davon betroffen.

Die Durchblutungsstörungen können akut, aber auch chronisch vorliegen. Dabei kommt es aufgrund der eingeschränkten Zirkulation des Blutes zu einer unzureichenden Sauerstoff- und Nährstoffversorgung in bestimmten Regionen. Ersteres führt zu einer Einschränkung der Funktionen in den betroffenen Arealen, was nach einer gewissen Zeit ein Absterben der Zellen mit sich bringt. Gleichzeitig wird durch die schlechte Durchblutung der Abtransport von Toxinen wie Kohlendioxid negativ beeinträchtigt.

Als Ursache gelten unter anderem Embolien, Arteriosklerose, Blutgerinnsel oder entzündete Gefäße. Zu den Risikofaktoren zählen neben Rauchen und Bewegungsmangel auch Diabetes, erhöhtes Cholesterin sowie ein erhöhter Blutdruck und Übergewicht.

Gartz (2017) weist auf die erfolgreiche Behandlung von Durchblutungsstörungen mithilfe einer 10- bis 20-prozentigen Wasserstoffperoxid-Salbe, die alle 2 Tage appliziert wird. Auch Wehner (1968) behandelte Durchblutungsstörungen mit Wasserstoffperoxid mit großen Wirkungserfolgen. Er bevorzugt für die lokale Sauerstoffzufuhr die epikutane Anwendung mithilfe einer Wasserstoffperoxid-Salbe. Wehner hebt in diesem Zusammenhang die einfache und gefahrlose Anwendung sowie die nachweislich bessere biochemische Wirkung hervor.

Anwendung bei Durchblutungsstörungen im Bein

3- bis 10-prozentige Wasserstoffperoxid-Lösung mithilfe einer Sprühflasche auf das Bein sprühen und trocknen lassen. Sofern eine 10-prozentige Lösung gebraucht wird, erfolgt die Anwendung alle 2 Tage (Gartz 2017).

Krampfadern (Varizen)

Krampfadern sind dauerhafte Erweiterungen der oberflächlichen Venen, die insbesondere an den Beinen auftreten. Die knotig ausgebuchteten und unregelmäßig geschlängelten Venen treten sichtbar hervor und schimmern bläulich bis violett durch die Haut. Häufig sind zu schwache Venenwände die Ursache für das Leiden.

Krampfadern gehen in fortgeschrittenen Fällen mit Symptomen wie stechenden Schmerzen und Schweregefühl in den Beinen, Juckreiz sowie Spannungsgefühl in den Beinen einher. Sie können im Laufe des Tages anschwellen und es kann zu einem Spannungsgefühl in den Beinen kommen. Langes Sitzen oder Stehen sowie warme Temperaturen können die Symptome verstärken. Bei ausbleibender Behandlung sind chronische Hautentzündungen, Hautverfärbungen sowie Ernährungsstörungen des Gewebes nicht unüblich. In späten Stadien kommt es zu einem offenen Bein, Thrombosen oder Venenentzündungen.

Douglass (2013) berichtet von einer Patientin mit einem sehr ausgeprägten Krampfaderleiden. Sie litt unter sehr starken Schmerzen, die es ihr beinahe unmöglich machten, Stufen zu steigen. Die Patientin wendete schließlich ein Wasserstoffperoxid-Milch-Gemisch an (1 Teelöffel Wasserstoffperoxid auf 3,7 Liter Milch), woraufhin die Symptome abklangen. Die Krampfadern waren allerdings weiterhin sichtbar.

Anwendung

Siehe Durchblutungsstörungen, S. 109

Herz-Kreislauf-Erkrankungen

Zu den Herz-Kreislauf-Erkrankungen zählen unter anderem Schlaganfall, Herzinfarkt, Angina pectoris, Bluthochdruck und Herzinsuffizienz. Verursacht werden diese Erkrankungen durch Atherosklerose. Dabei handelt es sich um eine Arterienverengung durch Ablagerungen von Bindegewebe, Blutfetten, Kalk und Blutgerinnsel in den Gefäßwänden.

Bewegungsmangel, Übergewicht, Stress und Rauchen begünstigen die Entstehung von Herz-Kreislauf-Erkrankungen.

Anwendung

Zweimal täglich 0,5 Gramm Magnesiumperoxid als Handelsprodukt in Wasser aufgeschäumt anwenden (Gartz 2017).

Mund und Zähne

Wasserstoffperoxid wird in der Stomatologie bereits seit vielen Jahrzehnten eingesetzt. So bemerkt Williger bereits im Jahr 1911: »Das beste Munddesinfiziens, das wir augenblicklich besitzen, ist unzweifelhaft das Wasserstoffperoxid. Es besitzt den Vorzug der Ungiftigkeit und der Unschädlichkeit, während es gleichzeitig eine ausgezeichnete desinfizierende und desodorierende Kraft hat. Vom Arzt kann es unbedenklich zu Mundwaschungen in unverdünntem Zustande benutzt werden.« (Williger 1911) Aufgrund der Annahme einer Ätzwirkung von Wasserstoffperoxid konnte sich die empfohlene Anwendung allerdings nicht breitflächig durchsetzen, obwohl bereits 1927 dargelegt wurde, dass die Weißfärbung der Mundschleimhaut nicht mit einem Ätzvorgang, sondern vielmehr mit einer Einlagerung kleiner Gasblasen assoziiert werden kann (Kötzschke et al. 1968).

In der Zahnheilkunde wird Wasserstoffperoxid unter anderem zur Wundheilung und als Desinfektionsmittel (beispielsweise bei infizierten Wurzelkanälen) benutzt. Interessant ist vor allem die Annahme, dass Wasserstoffperoxid die durch Bakterien freigesetzten Toxine in den Wurzelkanälen inaktiviert (Gartz 2017). Darüber hinaus soll es laut früher US-amerikanischer Forschungen durch Bakterien hervorgerufener Karies entgegenwirken (Gartz 2017). Zahnfleischentzündungen wurden ebenfalls wirkungsvoll mit H_2O_2 therapiert. Eine weitere Anwendung von Wasserstoffperoxid auf dem Gebiet der Zahnmedizin ist das Bleichen von Zähnen. Wasserstoffperoxid bietet sich allerdings auch als diagnostisches Hilfsmittel zur Markierung von Abszessen an (Schneider 1968).

Entzündungen im Mundraum

Der Begriff »Entzündungen im Mundraum« fasst mehrere unterschiedliche Erkrankungen zusammen. Meistens sind dortige Infektionen mit starken Schmerzen verbunden und weisen einen ähnlichen Krankheitsverlauf auf. Die Mundhöhle ist dicht besiedelt von unterschiedlichen Bakterien und Pilzen, die sich bei einem gesunden Menschen in Balance befinden. Bei einer Störung der Mundflora kann es zu Entzündungen kommen.

Entzündungen im Mundraum machen sich zunächst durch eine gerötete Mundschleimhaut und eine leichte Schwellung bemerkbar. Bei fortschreitender Entzündung entstehen Schmerzen und Beeinträchtigungen beim Sprechen, Schlucken, Trinken und Essen. Ebenfalls wird von einem brennenden Gefühl und von Mundgeruch berichtet.

Eine Möglichkeit, pathogenen Keimen im Mundraum den Garaus zu machen und dem Körper zusätzlichen Sauerstoff zuzuführen, ist eine antibakterielle Mundspülung mit Wasserstoffperoxid-Lösung.

Anwendung

Nach dem Aufstehen den Mund mit klarem Wasser ausspülen, den dann verbleibenden Belag auf der Zunge mit einem Zungenschaber oder Löffel

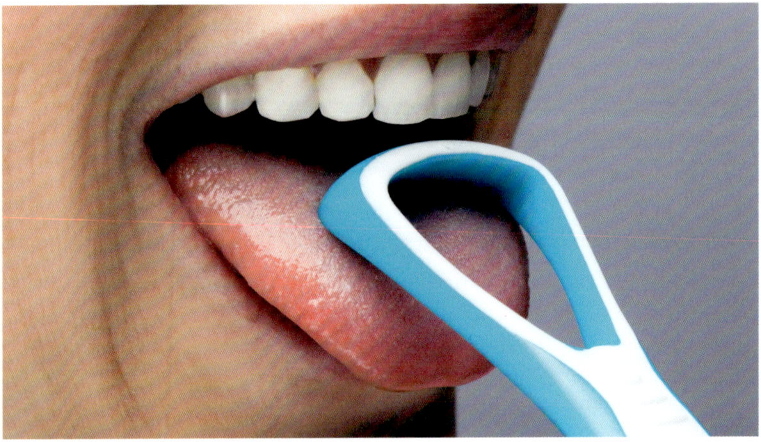

Mithilfe eines Zungenschabers lassen sich Bakterien in der Mundhöhle entfernen. Den hartnäckigen Rest eliminiert eine Wasserstoffperoxid-Mundspülung.

entfernen. Das Instrument wird dabei so weit nach hinten in Richtung Rachen geführt, bis ein Hustenreiz ausgelöst wird. So werden Schleim und mit ihm jede Menge Bakterien aus dem Hals heraufbefördert. Nun wird der Mund erneut mit Wasser ausgespült und dann 30–60 Sekunden lang mit einer 3-prozentigen Wasserstoffperoxid-Lösung gegurgelt. Dabei sollte die Lösung auch zu den Bereichen unterhalb der Zunge gelangen. Während des Gurgelns werden kleine Mengen Sauerstoff im Blut aufgenommen, der dann über die Blutbahn in alle Körperregionen strömt. **Die Mundspülung muss anschließend vollständig ausgespuckt werden. Sie darf auf keinen Fall heruntergeschluckt werden!** Erst nach etwa einer Minute wird der Mund wieder mit klarem Wasser gründlich ausgespült. Während dieser Wartezeit bildet das im Mund verbliebene H_2O_2 einen schaumartiger Film auf der Zunge und in der Mundhöhle. Durch die Oxidation werden Bakterien und andere pathogene Keime abgetötet (Baker 1996).

Zahnfleischentzündung und Karies

Zahnfleischentzündungen bereiten zu Beginn häufig keine Schmerzen und eine schwache, kaum erkennbare Rötung tritt auf. Bei einer mittelschweren Entzündung ist die Rötung des Zahnfleischs deutlich erkennbar und es machen sich erste Schwellungen bemerkbar. Darüber hinaus kommt es durch das Putzen zu auffälligem Zahnfleischbluten. Ist die Entzündung bereits ausgeprägt, ist das Saumepithel (das das Zahnfleisch mit dem Zahn verbindet) in Mitleidenschaft gezogen und erste spontane Blutungen ereignen sich. Die Zahnfleischtasche weitet sich, da das Zahnfleisch nicht mehr an der Zahnoberfläche verankert ist. Unbehandelte Zahnfleischentzündungen können in eine Parodontose übergehen.

Ursache für Zahnfleischentzündung ist vor allem die Bildung von Plaque am Zahnfleischrand. Dieser Belag setzt sich aus Bakterien zusammen, die schließlich eine Entzündung herbeiführen. Zahnbelag schafft darüber hinaus günstige Bedingungen für die Entstehung von Karies.

Anwendung

Mundspülung, wie auf den vorhergehenden Seiten beschrieben.

Kosmetische Anwendungen

Die Kosmetikindustrie macht sich die günstigen Wirkungen von Wasserstoffperoxid schon lange zunutze. Auch zu Hause lässt sich damit der Schönheit Gutes tun! Nicht nur das Bleichen von Haar, sondern auch das Aufhellen von unliebsamen Sonnenflecken oder das Reinigen von Zahnbürsten ist damit möglich. Sogar als Deodorant kann Wasserstoffperoxid eingesetzt werden; außerdem lässt sich damit eine bleichende und antiseptische Zahnpasta herstellen.

Deodorant

Wenngleich die meisten Deodoranthersteller inzwischen aufgrund des möglichen Risikos für Brustkrebs Aluminiumsalze aus ihren Produkten verbannt haben, enthalten einige Deos weiterhin besorgniserregende Bestandteile wie Konservierungsstoffe, Mineralöle und einiges mehr. Gesundheitlich unbedenklich und trotzdem wirksam ist hier Wasserstoffperoxid. Gegen Schweißgeruch werden die Achseln mit einem in 3-prozentigem Wasserstoffperoxid getränkten Wattepad eingerieben.

Hautklärung und Erfrischung

Ein erfrischender und belebender Effekt kann durch das sanfte Abtupfen oder Reiben auf Nacken und Gesicht mit einem in 3-prozentiges Wasserstoffperoxid getränkten Wattepad erzielt werden (Baker 1996).

Helle Highlights für das Haar

Helle Highlights wie nach einem ausgiebigen Strandurlaub lassen sich mithilfe von Wasserstoffperoxid in das Haar zaubern. Hierfür eine 3-prozentige Wasserstoffperoxid-Lösung in eine Sprühflasche füllen, das feuchte Haar aus etwa 20 Zentimetern Entfernung gleichmäßig damit einsprühen, nach ein paar Minuten mit warmem Wasser gründlich ausspülen und eine Haarkur nach Packungsangabe anwenden.

Tipp: Kämmen Sie das Haar für eine gleichmäßige Aufhellung nach dem Sprühen mit einem Kamm durch. Ansonsten kann das Ergebnis sehr fleckig und unschön sein.

Hühneraugen beseitigen

Hühneraugen sind nicht nur unansehnlich, sondern können auch zu schmerzhaften Störenfrieden werden. Wenn die Verhornung nicht behandelt wird, wächst sie weiter in tiefere Hautschichten hinein, und das macht sich dann bei jedem Schritt durch ein kneifendes und drückendes Gefühl bemerkbar. Abhilfe schafft folgende Anwendung: Ein Wattepad in 3-prozentiger Wasserstoffperoxid-Lösung tränken, etwas ausdrücken und auf das Hühnerauge legen. Das Ganze mit einem Mullverband fixieren. Die Anwendung wird mehrmals täglich erneuert. Die Hornhaut löst sich nach wenigen Tagen und kann mühelos abgeschabt werden.

Keimfreie Zahnbürste

Häufig sind Zahnbürsten mit Bakterien und Viren, unter anderem aus der Umgebung, kontaminiert. Die dort sitzenden Mikroorganismen gelangen während der täglichen Mundhygiene regelmäßig in die Mundhöhle und können beim Benutzer sogar eine Bakteriämie verursachen. Neben einer trockenen und luftigen Lagerung empfiehlt sich deshalb eine sorgfältige Reinigung der Zahnbürste mit Wasserstoffperoxid. Dabei wird die Zahnbürste für etwa 30 Minuten in eine 3-prozentige Wasserstoffperoxid-Lösung getaucht und anschließend mit klarem Wasser gespült. Die Reinigung der Zahnbürste sollte mindestens einmal pro Woche erfolgen. Generell sollten Zahnbürsten

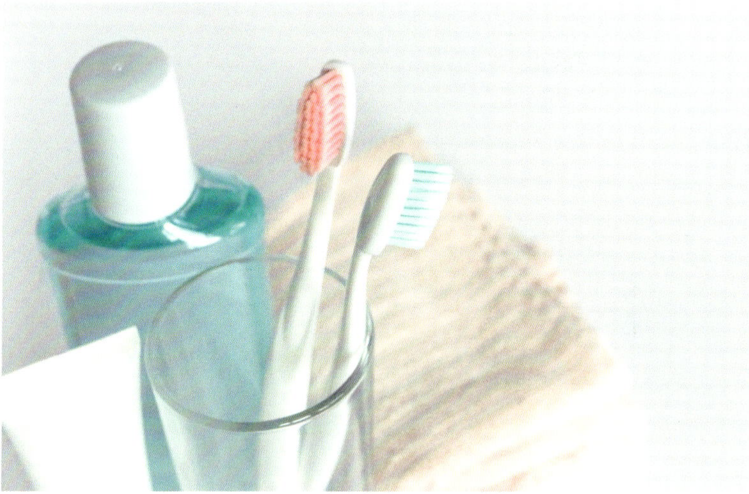

nach 3–4 Monaten oder früher gewechselt werden. Gleiches gilt nach einer Infektion oder anderen Erkrankungen durch Keime.

Nagelverfärbungen entfernen

Einige Nagellacke verursachen unschöne Nagelverfärbungen. Diese lassen sich spielend mithilfe von Wasserstoffperoxid entfernen. 3-prozentige Wasserstoffperoxid-Lösung in eine kleine Schale geben, die Nägel je nach Intensität der Verfärbung 3–5 Minuten darin baden, danach die Hände gründlich mit klarem Wasser abspülen und abtrocknen. Die Anwendung bei Bedarf mehrere Tage hintereinander wiederholen. Alternativ kann auch ein in Wasserstoffperoxid getränktes Wattepad auf die Nägel gelegt werden, das nach einigen Minuten wieder abgenommen wird.

Regeneration des Säureschutzmantels der Haut

Um den Säureschutzmantel der Haut nach dem Einseifen wieder in Balance zu bringen, wird nach dem Duschbad eine 3-prozentige Wasserstoffperoxid-Lösung mithilfe einer Sprühflasche auf die Haut appliziert (Baker 1996).

Sonnenflecken (Melasma) aufhellen

Sonnenflecken entstehen durch die erhöhte Freisetzung des Hautfarbstoffes Melanin durch spezielle Zellen in der Haut. Hormonelle Veränderungen, familiäre Veranlagung und zu geringer Sonnenschutz können die Ursache für die Entstehung von dunklen Hautarealen sein. In den meisten Fällen verschwinden sie zwar nach einer Weile wieder, trotzdem gibt es auch hartnäckige Fälle – vor allem, wenn die tieferen Schichten der Dermis in Mitleidenschaft gezogen wurden. Mit Wasserstoffperoxid lassen sich die Ansammlungen von Melanin aufhellen und die Sonnenflecken werden somit etwas heller.

3-prozentige Wasserstoffperoxid-Lösung je nach Größe der betroffenen Hautpartie mithilfe eines Wattestäbchens oder Wattepads auf die Pigmentstörung auftragen, über Nacht einwirken lassen und nach dem Aufstehen das Gesicht mit klarem Wasser reinigen. Anschließend die Haut mit Gesichtscreme pflegen.

Zahnpasta

Eine pflegende und bleichende Zahnpasta lässt sich aus Backpulver und 3-prozentigem Wasserstoffperoxid herstellen (Baker 1993). Dabei wird so viel Lösung in das Pulver gegeben, bis sich eine pastenartige Konsistenz ergibt und das Ganze schließlich zu einer homogenen Masse vermengt.

Anwendung in Haus und Garten

Wasserstoffperoxid eignet sich hervorragend zur Beseitigung von unerwünschten Keimen im Haushalt. Egal, ob zur Desinfektion von Schneidebrettern, Oberflächen in Küche und Bad, Spielzeug oder Böden – Wasserstoffperoxid ist ein wirkungsvoller, umweltschonender und noch dazu günstiger Helfer im Haushalt. Selbst lästiger Schimmelpilz, beispielsweise durch Kondenswasser an den Fensterfugen, ist damit Geschichte. Darüber hinaus lassen sich Lebensmittel wie Obst oder Fleisch reinigen und sogar konservieren. Im Garten schützt H_2O_2 empfindliche Pflanzen vor Insekten und fördert sogar ihr Wachstum.

Desinfektion und Reinigung von Schwimmbädern

Die meisten Haushalte verwenden Chlor zur Desinfektion und Reinigung des heimischen Schwimmbades. Das Chlor führt häufig zu Irritationen der Augen und wird vom Körper aufgenommen. Wasserstoffperoxid ist hier weitaus schonender und kann organische Verunreinigungen genauso eliminieren wie durch seine Oxidationskraft Algen abtöten.

Donsbach (1993) berichtet in diesem Zusammenhang von einem Therapiebad im Hospital Santa Monica, das ausschließlich H_2O_2 zur Reinigung und Desinfektion des Schwimmbads verwendet.

Im Wasser von Schwimmbädern ist eine Konzentration von 30 Milliliter pro Kubikmeter Wasserstoffperoxid optimal (30 Teile H_2O_2 pro 1 Million Teile Wasser). Zu Beginn werden etwa 30 Liter für ein Schwimmbad von durchschnittlicher Größe gebraucht. Um die empfohlene Konzentration aufrechtzuerhalten, müssen pro Woche zwi-

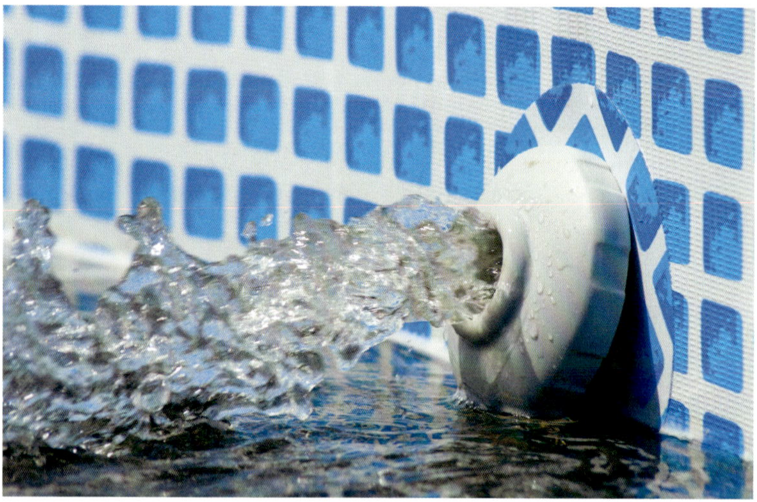

schen 2 und 4 Liter Wasserstoffperoxid neu hinzugefügt werden. Anhand von speziellen Teststreifen lässt sich die korrekte Konzentration genau bestimmen.

Formaldehydentgiftung

Formaldehyd (CH_2O) ist ein krebserregender Stoff, der im Haushalt beinahe überall lauert. Der giftige Klebstoffbestandteil steckt vor allem in Spanplatten und Kunstharzen. Daneben ist er in Teppichböden nachweisbar und dient als Konservierungsmittel für Farben und Lacke. Zur Neutralisierung von Formaldehydausdünstungen werden neben häufigem Lüften auch bestimmte Zimmerpflanzen wie die Birkenfeige, Gummibaum oder Schwertfarn empfohlen. Baker (1996) schlägt als weitere Maßnahme ein »Formaldehyd-Detox« mithilfe von Wasserstoffperoxid vor. Hierfür werden mehrmals im Jahr alle Möbel aus Spanplatten sowie andere mit Formaldehyd belastete Möbelstücke mit 3-prozentigem Wasserstoffperoxid eingesprüht.

Frische und reine Luft

Gerade bei Patienten mit Atemwegsbeschwerden erweist es sich als günstig, Luftbefeuchter (Verdampfer für kalten Dampf) mit Wasserstoffperoxid zu befüllen. Hierfür werden etwa 360 Milliliter 3-prozentiges Wasserstoffperoxid mit 3,8 Litern Wasser gemischt (Donsbach 1993). Baker (1996) gibt ein Mischverhältnis von 30 Millilitern 35-prozentigem Wasserstoffperoxid pro 3,8 Liter Wasser an.

Hinweis: Bei Anwendung bitte entsprechend auf die von Ihnen verwendete Lösung (3–12 Prozent) umrechnen.

Insektenspray

Für ein Insektenspray auf H_2O_2-Basis werden 225 Gramm raffinierter weißer Zucker in 150–240 Millilitern 3-prozentigem Wasserstoffperoxid aufgelöst; die Mischung wird in eine Sprühflasche abgefüllt (Baker 1996).

Reinigung von Luftbefeuchtern

Bei Luftbefeuchtern stellt die Kombination aus Wärme und Schmutzpartikeln im Wasser einen idealen Nährboden für wärmeliebende Keime dar. Sofern sie nicht regelmäßig sachgerecht gereinigt werden, können alle Typen von Luftbefeuchtern deshalb zu wirklichen Bakterienschleudern werden. Mithilfe von Wasserstoffperoxid lassen sich diese Keime und andere Ansammlungen im Wasserbehälter der Geräte mühelos entfernen.

Hierfür 500 Milliliter 3-prozentige Wasserstoffperoxid-Lösung in 3,5 Liter destilliertes Wasser geben und den Behälter des Luftbefeuchters über Nacht in der Mischung einweichen, eventuell verbliebene Ablagerungen mit einem Spüllappen oder gegebenenfalls mit einer Scheuerbürste entfernen, heiß abspülen und trocknen lassen. Alternativ kann der Luftbefeuchter auch einfach mit der Mischung durchlaufen.

Raumspray

Unangenehme Gerüche lassen sich mit Raumsprays vertreiben. In den meisten Fällen werden damit allerdings hartnäckige Gerüche mithilfe von intensiven synthetischen Düften überdeckt. Wasserstoffperoxid ist hingegen ein wirkungsvoller natürlicher Geruchsentferner, der für jeden Raum geeignet ist – egal ob Küche oder Schlafzimmer. 3-prozentiges H_2O_2 wird hierfür nur in eine Sprühflasche abgefüllt und, von der Mitte des Raumes aus und dann in allen Ecken, möglichst gleichmäßig im Raum versprüht (Baker 1996).

Schimmel eliminieren

Schimmelbefall in Haus und Wohnung ist gesundheitsschädlich. Über die Atmung und die Haut gelangen die schädlichen Pilzgifte (Mykotoxine) und Schimmelsporen in den Organismus und verur-

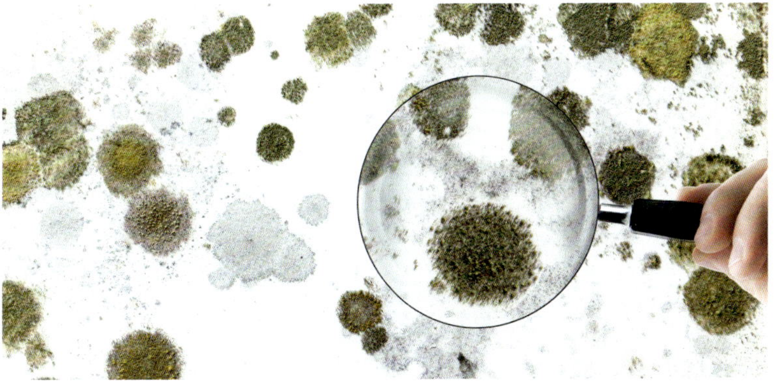

sachen eine Vielzahl von Erkrankungen – insbesondere asthmatische Erkrankungen und Allergien.

So werden Sie den lästigen und gesundheitsgefährdenden Schimmel los: Mundschutz und Gummihandschuhe anziehen und zunächst den losen Schimmel vom Untergrund entfernen. Sofern die befallene Stelle feucht ist, diese mit einem Küchenkrepp trocknen. 3-prozentige Wasserstoffperoxid-Lösung in eine Sprühflasche geben, die jeweiligen Stellen damit besprühen, kurz einwirken lassen und mit einem sauberen Tuch trockenreiben. Das Tuch anschließend entsorgen. Bei Bedarf die Anwendung mehrere Male wiederholen. Vor allem Schimmel in Fugen lässt sich so leicht entfernen (Baker 1996).

Anwendung in der Küche

In der Küche lauern zahlreiche Keime, vor allem auf Arbeitsplatten und Schneidebrettern nisten sie sich gerne ein. Mit Wasserstoffperoxid lassen sie sich spielend eliminieren. Die Substanz leistet daneben weitere hilfreiche Dienste in der Küche, zum Beispiel verlängert es die Haltbarkeit von Lebensmitteln und befreit sie von Verunreinigungen.

Desinfizierender Küchenreiniger

Zum Reinigen von Arbeitsplatten, Schränken und Schneidebrettern, des Kühlschranks, der Abzugshaube, des Wassersprudlers (hier verstecken sich viele Keime!) und von anderem Kücheninterieur wird

3-prozentiges Wasserstoffperoxid verwendet. Dieses wird im Kühlschrank (wenn Kinder im Haus sind, auf jeden Fall in einem Behälter mit einem kindersicheren Verschluss und mit Beschriftung) verwahrt. Am besten wird der Reiniger mit einer Sprühflasche angewendet. Nach dem Aufsprühen kurz einwirken lassen und mit einem trockenen Baumwolltuch abwischen (Baker 1996). Auf diese Weise lassen sich auch Katzentoiletten und andere Gegenstände aus dem Haushalt wirkungsvoll desinfizieren.

Marinade

Zum Marinieren wird Fleisch oder Fisch in eine Kasserolle aus Edelstahl oder Glas (kein Aluminium!) gegeben und mit 3-prozentigem Wasserstoffperoxid bedeckt. Anschließend mit Folie oder einem Deckel locker abdecken und das Ganze im Kühlschrank 30 Minuten bis 1 Stunde durchziehen lassen. Vor dem Kochen wird das marinierte Fleisch oder der Fisch sorgfältig mit fließendem Wasser abgewaschen und mit einem Küchentuch trockengetupft (Baker 1996). Der Geschmack des Fleisches verbessert sich dadurch merklich.

Glänzendes Geschirr

30–60 Milliliter 3-prozentige Wasserstoffperoxid-Lösung zum Spülmittel in die Spülmaschine geben. Beim Handspülen wird dem Spülwasser die gleiche Menge beigefügt. Gläser und Geschirr erstrahlen so in neuem Glanz (Baker 1996).

Knackiger Blattsalat

Salat bleibt länger knackig, wenn er mit einer Mischung aus 1 Esslöffel 3-prozentigem Wasserstoffperoxid und 250 Millilitern Wasser eingesprüht, dann geschleudert und schließlich abgedeckt im Kühlschrank im Gemüsefach aufbewahrt wird (Baker 1996).

Pausenboxen und Trinkflaschen reinigen

Pausenboxen und Trinkflaschen nehmen häufig den Geruch der zuvor in ihnen verwahrten Speisen und Getränke an. Dieser kann mit einer 3-prozentigen Wasserstoffperoxid-Lösung eliminiert werden. Hierfür die Lösung aufsprühen, kurz einwirken lassen und das Behältnis gründlich mit heißem Wasser ausspülen.

Reinigung und längere Haltbarkeit von Lebensmitteln

Mit Wasserstoffperoxid lassen sich Lebensmittel wie Obst, Gemüse, Fisch oder auch Fleisch wunderbar von Keimen und anderen Verunreinigungen befreien. Hierfür werden laut Quelle 120 Milliliter 35-prozentige Wasserstoffperoxid-Lösung auf etwa 3,5 Liter Wasser verwendet. Wenn die Nahrungsmittel nach dem Einkauf damit behandelt werden, erhöht das ihre Haltbarkeit um einige Tage (Donsbach 1993). **Hinweis:** Bei Anwendung bitte entsprechend auf die von Ihnen verwendete Lösung (3–12 Prozent) umrechnen.

Baker (1996) befüllt hierfür das Spülbecken mit kaltem Wasser und gibt 120–240 Milliliter 3-prozentiges Wasserstoffperoxid hinzu. Blattgemüse wird 15–20 Minuten in der Mischung eingeweicht. Bei Zucchini, Gurken und Tomaten beträgt die Einweichzeit 25–30 Minuten.

Verfärbungen auf Plastikgeschirr entfernen

Etwas 3-prozentige Wasserstoffperoxid-Lösung auf ein Baumwolltuch geben, mit etwas Druck die Verfärbungen einreiben, anschließend sorgfältig abspülen und abtrocknen.

Verfärbungen in der Spüle

Verfärbungen durch Tee und andere Rückstände lassen sich sowohl bei Edelstahlspülbecken, als auch bei Spülen aus Stein leicht mit einer Paste aus Backpulver und 3-prozentigem Wasserstoffperoxid entfernen. Hierfür die Paste auf ein Reinigungstuch geben und die betroffenen Stellen damit einreiben, kurz einwirken lassen und mit Wasser abspülen.

Anwendung auf Textilien und Böden

Oh Schreck, oh Schreck, ein Fleck! Ein kurzes Missgeschick, und schon ist ein Fleck auf dem hellen Marmor, der Steinfliese oder dem Lieblingshemd, der einfach nicht verschwinden will. Doch nicht nur Unachtsamkeit hinterlässt ihre Spuren. Auch Grauschleier auf der weißen Bettwäsche und Schweißränder auf Matratzen sind eine unschöne Sache. Mit Wasserstoffperoxid lassen sich Flecken im Handumdrehen entfernen – auch auf nichtwaschbaren Textilien.

Flecken auf waschbaren Textilien behandeln

3-prozentige Wasserstoffperoxid-Lösung mit einer Pipette auf den Fleck träufeln, kurz einwirken lassen und Kleidungsstück wie gewohnt in der Waschmaschine waschen. Bei Bedarf Fleckenbehandlung wiederholen. **Hinweis:** Aufgrund der bleichenden Wirkung von Wasserstoffperoxid wird vorab ein Test an einer unauffälligen Stelle des Textils empfohlen. So vermeiden Sie böse Überraschungen auf farbigen Textilien.

Flecken auf nichtwaschbaren Textilien entfernen

3-prozentige Wasserstoffperoxid-Lösung auf den Fleck träufeln, die Stelle dick mit Backpulver bestreuen, mit einer Haushaltsbürste die Mischung in den Fleck reiben, das Ganze etwa 10 Minuten einwirken lassen, absaugen, die behandelte Stelle danach mit klarem Wasser abwaschen und vollständig trocknen lassen. Die Anwendung eignet sich besonders für Matratzen. Auch hier gilt: Testen Sie das Ganze erst einmal an einer unauffälligen Stelle.

Flecken auf Marmor entfernen

3-prozentige Wasserstoffperoxid-Lösung und kaltes Wasser im Verhältnis 1:4 mischen. Ein sauberes Baumwolltuch in der Mischung tränken, die Verunreinigungen durch Reiben in Richtung der Steinstruktur entfernen. Anschließend wird die gereinigte Fläche mit einem trockenen Baumwolltuch trockenpoliert. So vermeiden Sie Wasserflecken.

Flecken auf Steinfliesen zu Leibe rücken

3-prozentige Wasserstoffperoxid-Lösung auf ein Reinigungstuch geben und die einzelnen Flecken von der Steinfliese reiben. Bei großflächigeren Verunreinigungen die Wasserstoffperoxid-Lösung mit kaltem Wasser im Verhältnis 1:2 mischen, in eine Sprühflasche geben und die betroffene Stelle auf der Steinfliese damit besprühen. (Besonders starke Verunreinigungen können mit »purem« 3–6-prozentigem H_2O_2 behandelt werden.) Die Mischung einige Minuten einwirken lassen und mit einem feuchten Reinigungstuch abwischen. Die Anwendung gegebenenfalls wiederholen.

Wäschebleiche

Ein Grauschleier auf weißer Wäsche wie zum Beispiel Laken, Vorhängen oder Tischdecken lässt sich mit einer Wäschebleiche aus 180–240 Millilitern 3-prozentigem Wasserstoffperoxid pro Waschladung einfach entfernen (Baker 1996).

Anwendung im Bad

Gerade beim Zähneputzen wird der Badspiegel häufig mit jeder Menge Flecken bedacht und manchmal landen auch Lippenstift oder Wimperntusche auf ihm. Selbst die Wanne bleibt von Verunreinigungen nicht verschont! Liebhaber von ausgedehnten Öl- oder Schaumbädern wissen das nur allzu gut. Die lästigen Ränder lassen sich häufig nur mit besonders aggressiven Reinigern und durch kräftiges Reiben entfernen. Ebenso kann das Reinigen von Fliesenfugen mit herkömmlichen Reinigungsmitteln eine sehr schweißtreibende Angelegenheit sein. Gleiches gilt für die Entfernung von unansehnlichem Urinstein in der Toilette. Wasserstoffperoxid kann die Schufterei beim Reinigen des Bades sehr erleichtern und ist noch dazu viel günstiger als so mancher Badreiniger.

Badspiegel reinigen

Kalk und Verunreinigungen lassen sich streifenfrei mit 3-prozentigem Wasserstoffperoxid entfernen. Die Lösung in eine Sprühflasche geben, aufsprühen und mit einem trockenen Reinigungstuch abwischen.

Fliesenfugen aufhellen

Verfärbte Fliesenfugen mit einer Paste aus 3-prozentigem Wasserstoffperoxid und Backpulver einreiben, über Nacht einwirken lassen. Am nächsten Tag grob mit einem feuchten Lappen abwischen, anschließend mit Wasser den Rest abspülen und mit einem Baumwolltuch trockenreiben. Bei Bedarf die Anwendung mehrmals wiederholen.

Ränder und Seifenreste in der Badewanne entfernen

Mit einer 3-prozentigen Wasserstoffperoxid-Lösung lassen sich hartnäckige Verunreinigungen in der Badewanne wie Seifenreste oder Ränder entfernen. Hierfür die Lösung in eine Sprühflasche füllen, auf die betroffenen Stellen sprühen, 15–30 Minuten einwirken lassen und mit einem feuchten Lappen abwischen.

Urinstein beseitigen

3-prozentige Wasserstoffperoxid-Lösung in eine Sprühflasche füllen, den Urinstein damit besprühen, je nach Schwere der Ablagerungen 5–10 Minuten einwirken lassen, mit der Klobürste oder einem Lappen nachbürsten beziehungsweise nachwischen, danach spülen.

Anwendung im Garten

Wer hätte das gedacht? Wasserstoffperoxid ist der Freund eines jeden Gärtners. Es lässt die Pflanzen sprießen und schützt sie vor gefräßigen Feinden. Und das Ganze ist noch völlig umweltschonend! Werfen Sie Ihre Chemiekeulen in den Schadstoffmüll und bevorzugen Sie natürliches H_2O_2. Nicht nur die Pflanzenwelt Ihres Gartens wird es Ihnen danken!

Erhöhung der Keimungsrate von Saatgut

Saatgut vor der Aussaat 8 Stunden in einer Mischung aus 30–90 Milliliter 3-prozentiger Wasserstoffperoxid-Lösung und 0,5 Liter destilliertem Wasser einweichen. Bei einem Experiment stellte sich heraus, dass in Wasserstoffperoxid-Lösung eingeweichte Samen eine Keimungsrate von 90 Prozent aufweisen. Bei der Kontrollgruppe, die lediglich in Wasser gegeben wurde, betrug die Keimungsrate nur 60 Prozent.

Hinweis: Mithilfe dieser Methode werden außerdem auch Pilzsporen entfernt (Donsbach 1993).

Pflanzendünger

50 Milliliter 3-prozentige Wasserstoffperoxid-Lösung in 2 Liter Wasser geben und die Pflanzen mit der Mischung düngen (Donsbach 1993).

Verbessertes Wachstum, längere Lebensdauer und Schutz vor Milben sowie Pilzen

Dafür 8 Esslöffel Wasserstoffperoxid-Lösung mit 3,5 Litern Wasser in eine Sprühflasche füllen und die Pflanzen regelmäßig damit besprühen (Donsbach 1993). Vergessen Sie nicht, auch die Erde zu den Füßen der Pflanzen damit zu befeuchten.

Hinweis: Die Mischung lässt sich auch hervorragend bei Schnittblumen anwenden und verlängert ihre Lebensdauer um bis zu 50 Prozent (Donsbach 1993).

Verbessertes Wachstum

Baker (1996) empfiehlt, eine Mischung aus 950 Millilitern Wasser und 30 Millilitern 3-prozentigem Wasserstoffperoxid zum Gießen der Pflanzen zu benutzen. Dies bringt deren Wachstum merklich in Schwung.

Schutz vor Insekten

Stellen Sie eine Mischung aus 250 Millilitern (oder mehr) 3-prozentigem Wasserstoffperoxid, 3,5 Litern Wasser und 250 Millilitern Melasse her. Anstelle von Melasse kann auch weißer Zucker verwendet werden. Die Mischung in eine Sprühflasche füllen und die Pflanzen regelmäßig damit besprühen (Donsbach 1993).

Obstbaumpflege

Der Boden um die Bäume herum wird mit einer Mischung aus 180–240 Millilitern 3-prozentigem Wasserstoffperoxid auf 3,7 Liter Wasser bewässert. Obstbäume tragen so mehr Früchte (Donsbach 1993).

Reinigung der Hundehütte, des Igelhauses oder Vogelhäuschens

Geben Sie Wasserstoffperoxid in eine mit Wasser gefüllte Sprühflasche. Sobald sich beim Aufsprühen auf die Oberflächen eine schäumende Aktivität ergibt, ist die Konzentration ideal. Warten Sie nach dem ersten Aufsprühen eine Weile, bis sich die Bläschenbildung legt, und applizieren Sie dann erneut mithilfe der Sprühflasche die Wasserstoffperoxid-Lösung auf den Oberflächen. Sofern beim erneuten Aufsprühen keine Schaumbildung feststellbar ist, können Sie davon ausgehen, dass die behandelten Flächen tadellos gereinigt und desinfiziert sind (Donsbach 1993).

Bibliografie

Gedruckte Publikationen

- Aftalion, Fred: *A History of the International Chemical Industry*, Berkeley 2005
- Allain: ohne Titel, in: *Journ. Pharm. Chim.* [6] 24, 1906, S. 162
- Altman, Nathaniel: *Oxygen Healing Therapies: For Optimum Health and Vitality*, Rochester 1995
- Baeyer, Adolf und Victor: *Ueber die Nomenclatur der Superoxyde und die Superoxyde der Aldehyde*, in: *Berichte der deutschen chemischen Gesellschaft.* 33, 1900, S. 2479 ff., doi:10.1002/cber.190003302185
- Baker, Elisabeth: *The Unmedical Miracle: Oxygen*, San Diego 1996
- Beheshti, Novid und Andy C. McIntosh: *The bombardier beetle and its use of a pressure relief valve system to deliver a periodic pulsed spray*, in: *Bioinspiration and Biomimetics.* 2, Nr. 4, 2007, doi:10.1088/1748–3182/2/4/001
- Birckenbach, Lothar: *Die Untersuchungsmethoden des Wasserstoffperoxyds*, in: *Die chemische Analyse*, Stuttgart 1909
- Brandt, W.: *Zur klinischen Anwendung hochprozentiger Wasserstoffperoxidpräparate.* Wasserstoff-Symposium. Gemeinsame wissenschaftliche Tagung des Instituts für Pharmakologie und Toxikologie der Karl-Marx-Universität Leipzig und der VVB Pharmazeutische Industrie. Leipzig, 10. März 1967. Hg. von VVB Pharmazeutische Industrie, Berlin 1968
- Braun, S. und M. Jünger: *Methoden des Wunddébridements bei venösem Ulcus cruris*, in: *Phlebologie* 6 (2003), S. 152–156
- Braun, W. und H. Schmoranzer: *Dermatologische Erfahrungen mit hochprozentigen Wasserstoffperoxid-Zubereitungen*, in: Brandt, W.: *Zur*

klinischen Anwendung hochprozentiger Wasserstoffperoxidpräparate. Wasserstoff-Symposium. Gemeinsame wissenschaftliche Tagung des Instituts für Pharmakologie und Toxikologie der Karl-Marx-Universität Leipzig und der VVB Pharmazeutische Industrie. Leipzig, 10. März 1967. Hg. von VVB Pharmazeutische Industrie, Berlin 1968, S. 39–47

- Cardone, A., R. Zarcone, A. Borelli, A. Di Cunzolo und E. Tartaglia: *Utilisation of hydrogen peroxide in the treatment of recurrent bacterial vaginosis,* in: *Minerva Ginecologica,* 2003, Nr. 55 (6), S. 483–492
- Demarquay, Jean Nicolas: *Essaide Pneumatologic Edicale,* Paris 1886
- Dittrich, Gunther, Heribert Offermanns und Norbert Steiner: *Wasserstoffperoxid in Umweltschutz und Synthese,* in: *Chemie in unserer Zeit,* Heft 3, 2000, S. 150–158
- Donsbach, Kurt W.: *Oxygen, oxygen, oxygen,* o. O. (USA) 1993
- Douglass, William Campbell: *Medical Miracle,* Panama, [5]2003
- Farr, Charles H.: *The Therapeutic Use of Intravenous Hydrogen peroxide,* Oklahoma City 1987
- Ders.: *Physiological and biochemical responses to intravenous hydrogen peroxide in man,* in: *J Adv Med.* 1988, l, S. 113–129
- Finney, J. W. et al.: *Protection of the ischemic heart with DMSO alone or DMSO with hydrogen peroxide,* in: *Ann NY Acad Sci,* 15; 141 (1), 1967, S. 231–241
- Gartz, Jochen: *Wasserstoffperoxid: Das vergessene Heilmittel,* Immenstadt [4]2017
- Green, Saul: *Oxygenation therapy: unproven treatments for cancer and AIDS.* In: *Sci Rev Altern Med.,* 2, 1998, S. 6–13
- Grotz, W. (Hrsg.) und C. Marchand: *The therapeutical applications of hydrozone and glycozone,* (New York, NY: ECH2O2 Publishing, 1896, Reprint 1989)

- Hauschild, F. und R. Ludewig: *Lokale Sauerstofftherapie durch epikutane Anwendung von Wasserstoffperoxyd,* in: *Dt. Ges. Wes.*, 14, 1959, S. 1711
- Hauschild, F., R. Ludewig und H. Mühlberg: *Über die ›ätzende‹ Wirkung von Wasserstoffperoxid,* in: *Arch. exper. Path. u. Pharmakologie,* 235, 1958, S. 51
- Ito, J., Y. Nagayasu, M. Hoshikawa, K. H. Kato, Y. Miura, K. Asai, H. Hayashi, S. Yokoyama und M. Michikawa: *Enhancement of FGF-1 release along with cytosolic proteins from rat astrocytes by hydrogen peroxide,* in: *Brain Research 19*, 1522, 2013, S. 12–21
- Johnson, A. H.: *Hydrogen Peroxide.* In: Johnson, A.H., Peterson, M.S.: *Encyclopedia of Food Technology,* Westport: AVI 1974, S. 510–511
- Jones, Craig W.: *Applications of Hydrogen Peroxide and Deriatives,* Royal Society of Chemistry, Cambridge 1999
- Kötzschke, H., H. Schmidt, K. Pläging und B. Walter: *Zur klinischen Anwendung hochprozentiger Wasserstoffperoxid-Zubereitungen in der Parodontologie und Chirurgischen Stomatologie,* in: Brandt, W.: *Zur klinischen Anwendung hochprozentiger Wasserstoffperoxidpräparate.* Wasserstoff-Symposium. Gemeinsame wissenschaftliche Tagung des Instituts für Pharmakologie und Toxikologie der Karl-Marx-Universität Leipzig und der VVB Pharmazeutische Industrie. Leipzig, 10. März 1967. Hg. von VVB Pharmazeutische Industrie, Berlin 1968, S. 84–91
- Kühne, K.-H.: *Warzenbehandlung mit Wasserstoffperoxid-Salbe,* in: Brandt, W.: *Zur klinischen Anwendung hochprozentiger Wasserstoffperoxidpräparate,* Wasserstoff-Symposium. Gemeinsame wissenschaftliche Tagung des Instituts für Pharmakologie und Toxikologie der Karl-Marx-Universität Leipzig und der VVB Pharmazeutische Industrie. Leipzig, 10. März 1967. Hg. von VVB Pharmazeutische Industrie, Berlin 1968, S. 48–49
- LeBeau, Conrad: *Hydrogen Peroxide Therapy. New Hope for Incurable Diseases,* Dallas: International Bio-Oxidative Medicine Foundation, 1995

- Levy, Stuart: *The Antibiotic Paradox,* New York 1992
- Lockemann, Georg: *Joseph Priestley,* in: *Das Buch der großen Chemiker,* Band 1, Weinheim 1974, S. 263ff.
- Loo, A. E. und B. Halliwell: *Effects of hydrogen peroxide in a keratinocyte-fibroblast co-culture model of wound healing,* in: *Biochemical and Biophysical Research Communications* 29, 423 (2), 2012, S. 253–258
- Loo, A. E., Y. T. Wong, R. Ho, M. Wasser, T. Du, W. T. Ng und B. Halliwell: *Effects of hydrogen peroxide on wound healing in mice in relation to oxidative damage,* in: *PLOS One* 7 (11), 2012, e 49215
- Love, I. N.: *Peroxide of hydrogen as a remedial agent,* in: *JAMA,* 1888, 10, S. 262–265
- Marchand, Charles: *The Therapeutical Applications of Peroxide of Hydrogen (medicinal), Glycozone and Hydrozone and eye balsam,* Nachdruck der Ausgabe von 1896, o. O. 2012
- Marinho, H. S., C. Real, L. Cyrne, H. Soares und F. Antunes: *Hydrogen peroxide sensing, signaling and regulation of transcription factors,* in: *Redox Biology* 2, 2014, S. 535–562
- Mentel, R., R. Shirrmakher, A. Kevich, R. S. Dreĭzin und I. Shmidt: *Virus inactivation by hydrogen peroxide,* in: *Voprosy virusologii,* (6), 1977, S. 731–733
- Meyer, C. T., M. Brand, V. A. DeLuca, H. M. Spiro: *Hydrogen peroxide colitis: a report of 3 patients,* in: *Journal of Clinical Gastroenterology* 3, 1981, S. 31–35
- Montagner H., Francisco Montagner, Katia Olmedo Braun, Paulo Edelvar Correa Peres und Brenda Paula Figueiredo de Almeida Gomes: *In vitro antifungal action of different substances over microwaved-cured acrylic resins,* in: *Journal of Applied Oral Science,* 17 (5), 2009, S. 432–435; doi: 10.1590/S1678–77572009000500015

- Montazeri, N., C. Manuel, E. Moorman, J. R. Khatiwada, L. L. Williams und L. A. Jaykus: *Virucidal Activity of Fogged Chlorine Dioxide- and Hydrogen Peroxide-Based Disinfectants against Human Norovirus and Its Surrogate, Feline Calicivirus, on Hard-to-Reach Surfaces,* in: *Frontiers in Microbiology* 8, 8, 2017, S. 1031; doi: 10.3389/fmicb.2017.01031
- Moriello, K. A. und H. Hondzo: *Efficacy of disinfectants containing accelerated hydrogen peroxide against conidial arthrospores and isolated infective spores of Microsporum canis and Trichophyton sp,* in: *Veterinary Dermatology,* 25 (3), 2014, S.191-e48; doi: 10.1111/vde.12122
- Murata, K., Fujimoto K., Y. Kitaguchi, T. Horiuchi, K. Kubo und T. Honda: *Hydrogen peroxide content and pH of expired breath condensate from patients with asthma and COPD,* in: *COPD.* 2014, Nr. 11 (1), S. 81–87; doi: 10.3109/15412555.2013.830094
- Neighbor N. K.., L. A. Newberry, G. R. Bayyari, J. K. Skeeles, J. N. Beasley und R. W. McNew: *The effect of microaerosolized hydrogen peroxide on bacterial and viral poultry pathogens,* in: *Poultry Science,* 73 (10), 1994, S. 1511–1516
- Niethammer, Philipp, Clemens Grabher, A. Thomas Look, Timothy J. Mitchison: *A tissue-scale gradient of hydrogen peroxide mediates rapid wound detection in zebrafish,* in: *Nature,* 2009; 459 (7247)
- Nysten, Pierre-Hubert: *Recherches de Physiologie et de Chemie Pathologique,* Paris 1811
- The Oasis Purewater Company (Hg.): Newsletter (o. A.), San Diego 1988
- Oliver, T. H., B. C. Cantab, D. V. Murphy: *Influenzal pneumonia: the intravenous injection of hydrogen peroxide,* in: *Lancet.* 1920; 1, S. 432–433
- Pelouze, J.: *Versuche über das rothe Phosphoroxyd, und die weisse Substanz, die man als eine Verbindung dieses Oxydes mit Wasser ansieht,* in: Rudolph Brandes et al. (Hg.): *Annalen der Pharmacie,* Band III, Lemgo und Heidelberg 1832, S. 52–58; doi.org/10.1002/jlac.18320030107

- Pichler, R.: ohne Titel, in: *Münchner Medizinische Wochenschrift*, 385, 1915
- Roeske, Wolfgang: *Trinkwasserdesinfektion*, Oldenbourg [2]2007
- Schildknecht, Hermann u. a.: *Die Bombardierkäfer und ihre Explosionschemie*, in: *Angewandte Chemie*, 73, 1961, S. 1–7
- Schneider, H. G.: *Über diagnostische und therapeutische Möglichkeiten der intraoralen Wasserstoffperoxid-Anwendung*, in: Brandt, W.: *Zur klinischen Anwendung hochprozentiger Wasserstoffperoxidpräparate*, Wasserstoff-Symposium. Gemeinsame wissenschaftliche Tagung des Instituts für Pharmakologie und Toxikologie der Karl-Marx-Universität Leipzig und der VVB Pharmazeutische Industrie. Leipzig, 10. März 1967. Hg. von VVB Pharmazeutische Industrie, Berlin 1968, S. 71–77
- Schönbein, Christian Friedrich: *On ozone and oronic actions in mushrooms*, in: *Phil Mag.* 11, 1856, S. 137–141
- Schönborn, Ch. und R. Ludewig: *Untersuchungen über die Beziehungen zwischen antimykotischer Wirksamkeit von Wasserstoffperoxid und Pilz-Katalaseaktivität*, in: *Mykosen* 11 (1), 1968, S. 77
- Schönborn, Ch. und H. Schmoranzer: *Zur Hemmwirkung von Wasserstoffperoxid gegenüber Sprosspilzen*, in: *Zeitschrift für Haut- und Geschlechtskrankheiten* 39 (9), S. 381–385
- Sprung, H. B., R. Ludewig und H.-Ch. Gabsch: *Zur epikutanen Anwendung von Wasserstoffperoxyd in der Behandlung peripherer Durchblutungsstörungen*, in: *Langenbecks Arch. u. Dtsch. Z. Chir.* 294, 1960, S. 671
- Staedel, Wilhelm: *Ueber krysllisiertes Hydroperoxyd*, in: *Zeitschrift für anorganische Chemie* 8, 1902, S. 642–643
- Stebbing, G. F. und F. W. Tunnicliffe: *The Intravenous Injection of Oxygen Gas as a Therapeutic Measure*, in: *The Lancet*, vol. 188, Ausg. 4851, 19. August 1916, S. 321–323

- Szymańska, J.: *Antifungal efficacy of hydrogen peroxide in dental unit waterline disinfection,* in: *The Annals of Agricultural and Environmental Medicine,* 13 (2), 2006, S. 313–317
- Thénard, Louis Jacques: *Observations sur des Combinaisons nouvelles entre l'oxigène et divers acides,* in: *Annales de chimie et de physique,* Band 8, Paris 1818, S. 306–313
- Thiel, Werner R.: *Neue Wege zu Wasserstoffperoxid: Alternativen zu etablierten Prozessen?* in: *Angewandte Chemie* 111(21), S. 3349–3351 (1999)
- Traube, Moritz: *Ueber die Constitution des Wasserstoffhyperoxyds und Ozons,* in: *Bericht der deutschen chemischen Gesellschaft* 26, 1893, S. 1476–1481
- Valentine, T.: *Peroxide for Improved Health. An interview with Fr. Richard Willhelm,* in: *SPOTLIGHT,* August 1986 (ohne Seitenangabe)
- Vliet, van der A. und Y. M. Janssen-Heininger: *Hydrogen peroxide as a damage signal in tissue injury and inflammation: murderer, mediator, or messenger?* in: *Journal of Cellular Biochemistry,* 115 (3), 2014, S. 427–435
- Wehner, W.: *Zur Anwendung von wasserstoffperoxidhaltigen Salben in der Chirurgie,* in: Brandt, W.: *Zur klinischen Anwendung hochprozentiger Wasserstoffperoxidpräparate.* Wasserstoff-Symposium. Gemeinsame wissenschaftliche Tagung des Instituts für Pharmakologie und Toxikologie der Karl-Marx-Universität Leipzig und der VVB Pharmazeutische Industrie. Leipzig, 10. März 1967. Hg. von VVB Pharmazeutische Industrie, Berlin 1968, S. 18–26
- Wiberg, Nils, Egon Wiberg, Arnold Fr. Holleman: *Lehrbuch der Anorganischen Chemie,* 102. Auflage, Berlin 2007, S. 534–539
- Williger, Fritz: *Zahnärztliche Chirurgie,* München 1911
- Willhelm, S. F.: *Personal Communication from Fr. Richard Willhelm,* in: *Enlightened Catholic Health Organization* (ECHO), 1989
- Willich, Stephan N. et al.: *Schulmedizin und Komplementärmedizin:*

Verständnis und Zusammenarbeit müssen vertieft werden, in: *Deutsches Ärzteblatt* 19, 2004; 101: A 1314–1319

- Wolffenstein, Richard: *Concentration und Destillation von Wasserstoffsuperoxyd*, in: *Berichte der deutschen chemischen Gesellschaft,* 27, Nr. 3, 1894, S. 3307–3312; doi:10.1002/cber.189402703127
- Wong, Julian et al.: *The oxidative burst at fertilization is dependent upon activation oft he dual oxidase*, in: *Developmental Cell,* Band 7, 2004, S. 801–814
- Zhu, G., Q. Wang, S. Lu und Y. Niu: *Hydrogen Peroxide: A Potential Wound Therapeutic Target?* in: *Medical Principles and Practice,* 26 (4), 2017, S. 301–308; doi: 10.1159/000475501

Internet

- Satterfield, C. N., W. C. Schumb und R. L. Wentworth: *Report No. 42: Hydrogen Peroxide,* Cambridge 1953; unter *www.dtic.mil/dtic/tr/fulltext/u2/017897.pdf* (zuletzt abgerufen am 4. Juni 2018)
- Speth, Angela: *Honig – mehr als nur Süßkram, sondern wirksames Bakterizid,* in: *Ärzte Zeitung online;* 2.10.2008; unter: *www.aerztezeitung.de/medizin/krankheiten/atemwegskrankheiten/article/514406/honig-nur-suesskram-sondern-wirksames-bakterizid.html* (zuletzt abgerufen am 5. Juni 2018)

Zur Autorin

Dr. Natalie Lauer ist promovierte Kunsthistorikerin und als freie Autorin unter anderem mit den Schwerpunkten Ernährung, Naturheilkunde und traditionelle medizinische Systeme sowie als Übersetzerin für medizinische Fachbücher tätig.